Rotkäppchen im Schwarzweißfilm

Gerlach Bommersheim

Rotkäppchen im Schwarzweißfilm

Claus Richter Verlag

Titelbild: Klaus-Jürgen Fuchs
Umschlaggestaltung: Thomas Wecker
Druck: Prima Print, Köln
ISBN: 3-924533-55-3

INHALT

Vorwort

Ich befinde mich in der schwierigen Lage, ein Vorwort verfassen zu müssen, das nicht nur den eigenen Text einführen, sondern als erster Band einer geplanten Schriftenreihe Bezug auf Texte anderer nehmen muß.

Die AutorInnen gehören dem Ausbildungsinstitut der Arbeitsgemeinschaft für psychoanalytische Kunsttherapie in München und in Hamburg an, die, nach einer Idee von Gertraud Butzke-Bogner, was das Projekt eines Methodenbuches anlangt, und nach einer Idee von Sonia Welski-Preißer, was die Schriftenreihe anlangt, es sich zum Ziel gesetzt haben, allgemeine und spezifische Fragen zur Praxis der Kunsttherapie, wie sie sich im Rahmen dieser Institution stellen, zu beantworten und sie damit zur Diskussion einer interessierten Öffentlichkeit zu stellen. Dabei kommen in erster Linie die Erfahrungen zur Veröffentlichung, welche die Begründer und Lehrenden der APAKT in den mittlerweile über 13 Jahren Zusammenarbeit gemacht, untereinander ausgetauscht, und den Ausbildungsteilnehmern vermittelt haben.

Eher allgemeine Fragen gelten dem Einsatz gestalterischer Mittel, die spezifischen beziehen sich auf den psychoanalytischen Umgang mit dem gestalterischen Prozeß, dem Deutungsproblem, der Frage nach der Verbindung vom nicht-sprachlichen Medium mit der Sprache und - der möglicherweise wichtigsten Frage - der therapeutischen Beziehung im kunsttherapeutischen Setting.

Hierbei taucht eine Reihe von Schwierigkeiten auf, die nicht auf schematische Weise gelöst werden können. Wenn es Lösungen gibt, so basieren diese auf dem kreativen Prozeß und der Beziehungsdynamik zwischen Lehrer und Schüler. Ich möchte hier zu Beginn gleich diese beiden Begriffe: Lehrer und Schüler betonen, da die meisten Erfahrungen, von denen berichtet wird, auf diesem Verhältnis basieren.

Ich gehe davon aus, daß ich eine Ausbildung anbiete und mich dadurch in der Rolle des pädagogischen Vermittlers befinde. Allerdings hat der Gegenstand, den ich vermitteln soll, fast einen konträren Charakter gegenüber dem, was herkömmlicherweise als Pädagogik verstanden wird. Die analytische Kunsttherapie ist stark geprägt durch das Selbstverständnis der Psychoanalyse. Wenn man die Psychoanalyse als Grenzfall der Pädagogik sehen will, weniger als Psychotherapie, so komme ich einem akzeptablen Selbstverständnis am nächsten. Man findet ja unter Psychoanalytikern häufig die Meinung, daß die Analyse etwas Eigenes darstellt, das nicht in ein vereinfachtes Schema von Gesundheit und Krankheit paßt. Darüber hinaus wird bei einer gelingenden Analyse die Heilung als willkommener Nebeneffekt begrüßt. Da die Analyse aber etwas anderes ist, als eine Behandlung, die sich mit Symptomen beschäftigt, nämlich strukturelle Veränderungen auf analytischem Wege anstrebt, ist es problematisch von "Therapie" im Sinne von Behandlung zu sprechen, wenn das, was Therapeut und Patient miteinander bearbeiten, fast ausschließlich Fragen psychologischer Natur sind. Natürlich ist die Wirkung einer solchen Arbeit immer auch in einem hohen Maße heilsam, sonst bestünde nicht dieses Interesse an ihr.

Ihre Verbindung mit den gestalterischen Medien verstärkt ihre Wirksamkeit. Unter anderem dies zu betonen ist das Anliegen der VerfasserInnen dieser Schriftenreihe.

Der Kunstkritiker einerseits wird immer von der Schönheit und der Bedeutsamkeit seines Objektes beflügelt sein. Der Psychotherapeut hingegen findet einen in Jahrzehnten gereiften Rahmen an psychologischer Theoriebildung vor. In beiden Gegenstandsbereichen kennt sich mittlerweile jeder halbwegs aus. Beim "dritten Objekt" im Setting, und damit im Beziehungsgefüge , dem Bild des Schülers, wird es jedoch schwierig. Einfach, weil das Bild kein Kunstwerk ist und dennoch so behandelt werden will. Am Ende einer Sitzung bin ich oft tief beeindruckt von der Stimmigkeit der gemeinsam erarbeiteten Deutung und nehme mir vor, ein ausführliches Protokoll zu schreiben. Bis ich,- zwischenzeitlich vergehen einige weitere Sitzungen -, Ruhe vor dem Schreibgerät finde, hat sich meine Stimmung verändert. Unterschiedliche Beziehungsmuster überlagern das vorausgegangene . Das Bild erscheint plötzlich banal, unergiebig, neurotisch aufgeladen mit den Idealisierungen eines Therapeuten, der nicht ganz richtig im Kopf scheint. Ich lasse dann eine Zeit vergehen bis ein passender Abstand da ist und spüre noch einmal nach. Lohnt es sich? So kommen schließlich von zehn assoziativen Gedächtnisprotokollen ein bis zwei in die engere Wahl, die sich für die Veröffentlichung eignen und Auftrieb für weitere Assoziationen geben.

Ich habe, um den subjektiven Charakter dieser Texte zu verdeutlichen, in gewissen Abständen sogenannte "Intermission Riffs" eingesetzt. Intermission ist die Pause und das Riff ist eine musikalische Figur, die durch Wiederholung und Prägnanz dem Zuhörer signalisiert, daß jetzt Pause ist und er einen Drink bestellen kann. Diese eingefügten, chaotischen Textteile sollen den Zwang des linearen Monologes lockern. Einen vergleichbaren Sinn haben die Teile, in denen Teilnehmer von sich selbst berichten, in dem Abschnitt "Kunst in der Klinik" oder selbst Geschichten erfinden, wie im "Sandspiel".

Dabei kann ich mich gut mit Fritz Pearls' anschaulichem "In and out of the wastebasket" identifizieren. Es finden sich leicht Objekte, die entweder in das eine Näpfchen, den psychologisch interessierenden Fall oder in das andere Näpfchen, das künstlerisch Interessierende passen. So besehen setze ich den Leser einem Wechselbad aus. Mehr kann ich nicht tun, nämlich das Typische aufzuschreiben, was ich selbst immer wieder erlebe und den Leser die Bewegungen, die ich vollzogen habe, nachvollziehen zu lassen: Zickzack und mit vielen Brüchen und Sprüngen. Meine Kolleginnen haben mich beim Korrekturlesen darauf aufmerksam gemacht, daß der Text stellenweise aufgrund dieser Sprünge schwer lesbar ist. Ich habe daraufhin die Stellen überarbeitet, um die gröbsten Brüche zu glätten. Ich tat dies mit einigem Widerstand. Ich hatte das Gefühl, daß ich dabei mir und meiner Art zu arbeiten untreu würde. Durchs eigene Malen bin ich gewohnt, ein Ergebnis immer gleichzeitig ganz vor mir zu haben und kann, nicht-linear, an verschiedenen Bildteilen gleichzeitig arbeiten. Beim Schreiben bin ich einer Linearität unterworfen, mit der ich kämpfen muß wie mit einer Portion Spaghetti, die aus einem einzigen endlos langen Spaghetti besteht. Und die Psychoanalyse hat mit ihrer Technik der freien Assoziation ein Mittel, in dem gerade die Brüche gesucht werden, um an ihren Rändern in die Tiefe steigen zu können. So befand ich mich einerseits in der prekären Lage einer Gratwanderung. Andererseits will ich den Leser teilhaben lassen an der Not, in der sich das typisch analytische Denken in seiner Komplexität häufig befindet und die Voraussetzung dafür ist, den Windungen, wie in einem Irrgarten zu folgen bis sich ein neuer Weg findet. Er soll nicht frustriert das Buch gleich wieder zuschlagen. Ohne mich gegen Kritik immunisieren zu wollen, bitte ich den geneigten Leser das, was zunächst unverständlich erscheinen mag, vorläufig stehen zu lassen und dem eigenen Potential zum freien Assoziieren einen Vertrauensvorschuß zu geben. Wenn ich einiges nicht ausgeführt habe, so im Vertrauen auf die Kraft des Lesers, Sinnzusammenhänge trotzdem aktiv selbst herstellen zu können und im Zweifelsfall den Sinn zu projizieren.

Danksagung gilt meinen "Kanalysanden" (Mischwort aus "Kunst" und "Analysand"). "In einem Irrgarten, von Kanälen durchzogen und auf den Kopf gestellt, gondelt der Kanalysand umher, auf der Suche nach dem Ich, dem Selbst, nach Sinn und Verstand, der Rückkehr zu den eigenen Wurzeln auf der einen Seite und auf der anderen nach der Transzendierung des rein Verstandesmäßigen, nach dem roten Faden von Rotkäppchens aufgelöster und in ein Knäuel gerollte Kopfbedeckung, das aus den auf den Kopf gestellten Gängen des Irrgartens heraus gerollt ist."

Dies war eine Assoziation beim Betrachten des Umschlagbildes, das von meinem Freund Klaus Fuchs gestaltet wurde. Und wen hat sie oder er als Begleiter? Mich, einen Chaoten, wie der Leser bald merken wird. Ich kann mich nur rechtfertigen, meinen Tritt nur halten mit den Bemerkungen der Großen über das Chaos: Adornos trefflicher Bemerkung, daß es Aufgabe von Kunst sei, Chaos in die Ordnung zu bringen oder Nietzsches "Man muß noch Chaos in sich haben, um einen tanzenden Stern gebären zu können". Dieser Schritt geht den anderen voraus. Die Annahme ist die, daß die bestehende Ordnung heftige Blockierungen in den Entwicklungsprozessen der Menschen hat entstehen lassen. Ich komme darauf zurück.

Die "Kanalysanden" sind die Ausbildungsteilnehmer der Arbeitsgemeinschaft für psychoanalytische Kunsttherapie in München und in Hamburg. Deren GesellschafterInnen, Gertraud Butzke-Bogner und Sonia Welski-Preißer und vor allem Gisela Kaiser, die mir beim Manuskript und in kollegialen Supervisionen geholfen haben, gilt mein Dank. Besonderer Dank gilt Katharina für die mutige Bereitstellung ihres Manuskripts und der Bilder aus der Klinik. Ebenfalls Frau L. für die Zusammenarbeit bei der Analyse und Darstellung ihrer Bilder in dem Abschnitt "Der Alptraum". Des weiteren natürlich all den geistigen Müttern und Vätern, Schwestern und Brüdern, die in der Literaturliste im Anhang aufgelistet wurden.

Und ich danke Lutz Mai, der mich zum Schreiben ermutigt hat.

Hamburg, den 25.10.1997

Ariadnes Käppchen

(DER ERSTE "INTERMISSION RIFF")

war es rot? Wo hatte sie den Faden her? Alles wichtige Fragen. Wenn sie einen grauen Faden in einem grauen Labyrinth gehabt hätte, hätte sie wieder heraus gefunden? Hätte der Regisseur, der über sie einen Film dreht, einen Schwarzweißfilm genommen? Das Käppchen, als Knäuel aufgedreht. Aufgedreht auch der Wolf, bei der Begegnung mit dem Modell, das auf dem Laufsteg, der durch den Wald führt, die letzte Kreation, an der noch der Geruch des mütterlichen Schweißes anhaftet, einem phantasierten Publikum, das verhalten applaudiert, vorführt. Der Wolf tritt auf, die Lichter erlöschen. Die Lust zu zweit erzwingt es, die Augen zu schließen. Es wirbeln nur noch die Ornamente auf der Netzhaut. Diese sind grün. Daraus entsteht Grünkäppchen. Genauso fehl am Platze, wie zuvor das Rot.

VERSUCHEN SIE, SACHLICH ZU SEIN! UNTERLASSEN SIE DIE BLUMIGEN OUVERTÜREN. DER ERNST DER LAGE GEBIETET EINE STRENGE SYSTEMATISCHE ABSTINENZ !

Rotkäppchen schreckt aus ihrem Traum auf. Panisch greift sie nach ihrer Mütze. Sie traut ihren Augen kaum. Die Farbe ist aus ihr gewichen. Es ist eine graue Wollmütze. Sie schreibt einen Brief an ihren Produzenten: "Sehr geehrter Herr Meyer! Leider kann ich die angebotene Rolle in Ihrem Film nicht übernehmen, da über Nacht mein Käppchen grau geworden ist....."

Das Antwortschreiben von Herrn Goldwyn erreicht sie nicht mehr:

"Sehr geehrte Frau Obhut, leider hat Herr Meyer Selbstmord verübt. Aber ich will das Projekt fortführen, komme was will, notfalls in schwarzweiß...."

Langsam hat sie begonnen, das Knäuel, das aus ihrer Mütze stammt, aufzudröseln. Sie will die Schnur in den über ihr hängenden Irrgarten zurück fädeln.[1]

I. ZU FRAGEN DER ORIENTIERUNG

Der Höfling kam zur Königin und sagte: "Majestät, Euer Volk hungert. Es hat kein Brot zu essen." Sagte die Königin: "Dann soll es Kuchen essen."

Der Therapeut, wohltätiger Betrüger ?

oder: Die "Kuchentherapie" und die "Brottherapie"

Der Therapeut ist ein "Betrüger", weil er eine Beziehung anbietet, die, wenn sie helfen soll, bloß Ersatz sein darf. Der gewaltige emotionelle Hunger nach Beziehung, der die Menschen in die Neurose und in nicht durchschaute Süchte treibt, ist eine alte, die Familien verwüstende Einsamkeit und Verlassenheit, die im Grunde durch nichts zu heilen ist.

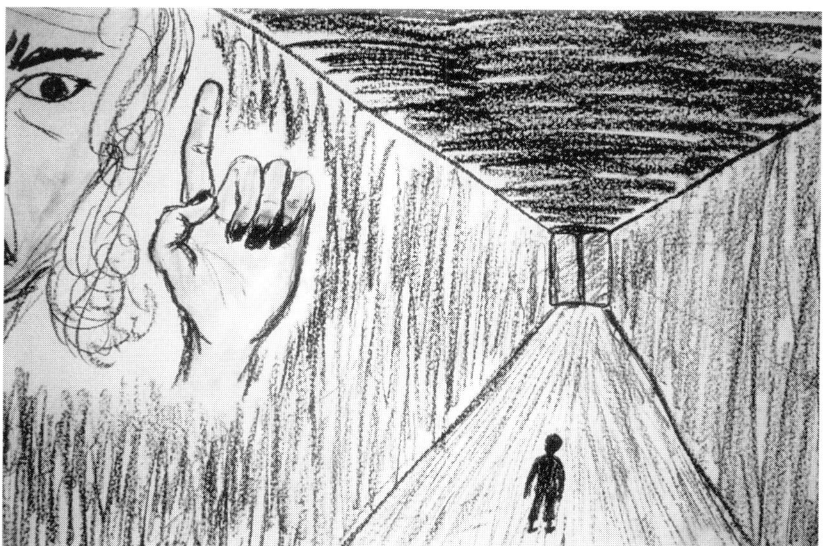

Abb. 1 "Ohnmacht"

Die Abbildung einer mir persönlich nicht bekannten Patientin zeigt eine Schwarzweißzeichnung, in der sich eine winzige schwarze Figur in einem nach hinten länglichen Korridor befindet, der am Ende abgeschlossen ist. Links von der Figur droht an der Wand das überdimensionale Bild einer verhärmten Frau, die einen Zeigefinger hochhält. Das Bild gehört zu den eindrucksvollsten, die ich in einer kunsttherapeutischen Praxis gesehen habe. Es verbindet in seltener Ausdrucksstärke eine sofort verständliche, gleichzeitig kafkaeske, über-ich-hafte und ausweglose Situation. Wortlos: im Bild ein Aufschrei. Und die Grundposition des Menschen als Zwangsmitglied der Gesellschaft.

Es geht um das Brot gesund machender emotionaler Verhältnisse. Zu diesem Bild könnten wir assoziieren, daß wir Gefahr laufen, das Aussichtslose der Situation mehr und mehr durch die Illusion einer "Mega-Konditorei" zu verdrängen. Das wenige noch nahrhafte Getreide im Boden des Kuchens droht durch den Belag künstlich erzeugter Bedürfnisbefriedigungen ersetzt zu werden.

Die Süchte - und ich meine hier nicht die in Scheingefechten hochgespielten, sondern die schwer erkennbaren, weil allgemein verbreiteten, wirklich gefährlichen: der bedingungslose Glaube an die Medien und den turbokapitalistischen, globalen Konsum. Diese stabilisieren das Subjekt in einem falschen Bewußtsein und in irrigen Annahmen über die Ursachen seiner Schwierigkeiten. Wenn jemand erfährt, daß die Gründe für seine Probleme daher rühren, daß er einsam und verlassen ist, beginnt es im Gebälk des erwachsenen Selbstwertgefühls zu knistern. Es wird dies als Eingriff in das mühsam errichtete Selbstbild erlebt und er wird diese Zumutung einfach abwehren. Die Wahrheit, im Grunde bedürftig und abhängig zu sein, will niemand hören.

Es ist die erste und schwierigste Aufgabe einer jeden, wie auch immer gearteten Therapie, die Anstrengung zu unternehmen, Einsicht zu erzielen. Erst Einsicht macht autonom. Diese Anstrengung, die damit verbundene Enttäuschung und die relative Langsamkeit des therapeutischen Prozesses meine ich, wenn ich, nach dem Bild des hungernden Volkes, von "Brottherapie" spreche.

Es ist ein zweischneidiger Sachverhalt. Einerseits lebt der Therapeut davon, wie Balint sagt, selbst "Droge" zu sein, auf die Wirkung seiner Person in der therapeutischen Beziehung zu setzen. Andererseits muß er darauf hin arbeiten, die Abhängigkeit des Patienten aufzulösen, eigentlich: sich selbst überflüssig zu machen.

Erst dann entsteht die Art von Gemeinsamkeit, die auch echtes Vertrauen erzeugt.

Was hat das mit der Kunsttherapie zu tun? Zum einen geht es um die Priorität autonomen Fühlens und Handelns. Dazu bietet das Medium aktiver Gestaltung eine einmalige, unersetzliche Möglichkeit. Zweitens geht es um die tiefenpsychologische Technik, welche am dezidiertesten autonome Bewußtseinsprozesse begleitet und fördert. Das ist die Psychoanalyse. Es geht also um die analytisch orientierte Kunsttherapie: Um äußere Verhältnisse durchschauen zu können und sie in einen sinnvollen Zusammenhang mit dem Eigenen zu bringen, bedarf es mehr als nur einer emanzipatorischen Philosophie. Der Mensch braucht die Erfahrung der eigenen, schöpferischen Kräfte und die Art von Hilfe, die ihn befähigt, auf das "äußere Übergangsobjekt " zu verzichten. Das "äußere Übergangsobjekt" ist die Summe der fremd hergestellten Objekte, die ihn über seine Verlassenheit hinweg trösten und seinen Schmerz betäuben sollen, kurz: der sekundäre Konsum. Der Kunsttherapeut vermittelt die Techniken und den Umgang mit den "inneren Übergangsobjekten", die eben nicht mehr fremd, weil selbst hergestellt, sind.

Es geht nicht mehr darum, einen Schmerz zu betäuben, sondern sich dadurch von ihm zu befreien, daß er in einer Geste, einer Bewegung, die den Stift führt, in Farbe und/oder einem gestalteten Symbol ausgedrückt, transformiert und verarbeitet wird. Die Summe der "inneren Übergangsobjekte" stärkt das Ich und befähigt den Menschen, sich selbst über die Verlassenheit zu trösten, die nie ganz verschwinden wird.

Der "Betrug" des Therapeuten ist deshalb wohltätig, weil er anfänglich, bis eine Ich-Stärkung erreicht wird, lindert, dadurch auch eine Basis schafft, um hoffnungsvoll die Anstrengung eines längeren Weges auf sich zu nehmen. Und der "Betrug" ist natürlich nur dann erlaubt, wenn er als solcher offenbart und reflektiert wird. Die Kuchen und Sahnetorten, die schnellen und bequemen Therapieversprechen, werden als das entlarvt, was sie in Wirklichkeit sind: wohlfeile Ersatzdrogen, die das Leben versüßen sollen. Der Anspruch der Königin, die den Kuchen empfiehlt, steht für die Verdrängung. Ihr tatsächlicher Betrug ist ihr nicht einmal bewußt.

In welchem Ausmaß ein Therapeut seine Patienten füttert, ihn in seinem Verblendungszusammenhang beläßt, ist nicht eine Frage des Stils oder der Schule. Es ist eine der therapeutischen Moral. Unter dem zunehmenden Druck professioneller Konkurrenz wird es immer schwieriger werden, "Brot-Therapeuten", solche, die auf den Verzicht bestehen, zu finden. Aus

Opportunität wird sich die Zahl der "Kuchen-Therapeuten" vergrößern und mit ihr die Lautstärke des Rufes nach einer professionellen Ethik.

Mit der Kritik am "Kuchen" geht auch eine an der Überwertigkeit bestimmter Schulen und methodischer Ansätze einher, die, analog modischer Medikamente und neuer Technologien das Himmelreich auf Erden , "instant healing" versprechen. Es handelt sich um jene Art von Betrug, der sich selbst nicht mehr als solchen erkennt, weil er das Eigene nicht reflektieren will.

Hinzu kommt, daß Schulen nicht dazu neigen, die Selbstdarstellung ihrer Begründer zu erkennen. An diesem Punkt gründet alles Ideologische.

Die Schwierigkeit der Freud'schen Psychoanalyse liegt in der Stärke des Begründers. Läßt dieses Gebäude noch Raum für die Autonomie der Schüler? Offenbar doch, denn sonst hätten wir nicht diesen kontinuierlichen Autonomisierungsprozess der Schüler Freuds, der u.a. in Form der Ich- und Selbstpsychologie Geschichte gemacht hat. Diese Realität rechtfertigt einen Vertrauensvorschuß in die Psychoanalyse. Sie ist vertrauenswürdig, weil sie a) die Fixierung auf den Begründer relativieren kann und b) keine "Kuchen-Psychologie" ist. Sie enthält, um es anders zu formulieren, kein Angebot, das als Religion, als Opium fürs Volk herhalten könnte. Auch ihre typische Sprödigkeit, die für die relativ zögerliche Verbreitung verantwortlich ist, läßt eher Vertrauen aufkommen.

Gleichzeitig wünscht man ihr mehr Erfolg und Breitenwirkung und daß sich vermehrt Psychotherapien der verschiedensten Richtungen und Medien an ihr orientieren mögen. Es erscheint mir als das Sauberste. Es ist der Grund, warum ich mich mit TherapeutInnen der nämlichen Richtung zusammen getan habe.

Reflexion

In diesem Abschnitt wird versucht, einige Vorteile der Technik der Psychoanalyse aufzuzeigen und zu begründen, warum die Kunsttherapie unseres Ausbildungsinstitutes mit einer psychoanalytischen Orientierung verknüpft ist. Wichtig ist die Vorstellung, daß es für alle Beteiligten, und damit sollen auch die Vertreter anderer Schulen angesprochen sein, äußerst fruchtbar sein kann, den eigenen methodischen Ansatz mit den Ansätzen einer analytisch orientierten Theorie zu verknüpfen. Die Rolle des Psychotherapeuten wird funktionell als vergleichbar mit dem "Übertragungsobjekt" verstanden. Dessen Funktion verlängert sich in das Medium, das ein nichtsprachliches ist.

Wenn die Psychoanalytiker klug wären,...

könnten sie schließlich als die Zen-Meister unseres Landes dastehen. (G. B. am 1.9.97)

Mir kommt die taoistische Geschichte in den Sinn, in der drei Zustände des Wahrnehmens illustriert werden. Ich zitiere sinngemäß

"Anfangs war der Baum ein Baum, der Fluß ein Fluß und der Berg ein Berg. Dann setzte das Denken ein und der Baum hörte auf, ein Baum zu sein, der Fluß war nicht mehr ein Fluß und der Berg verwandelte sich auch in etwas anderes. Und als das Denken überschritten ward, war der Baum wieder ein Baum, der Fluß ein Fluß und der Berg war wieder ein Berg." Im Bild dieser drei Wahrnehmungszustände spiegelt sich das Denkmodell Ken Wilbers, das er in seinem Buch "Die drei Augen der Erkenntnis" ausführt. Er macht auf die Gefahr aufmerksam, daß der erste und der dritte Zustand verwechselt werden. Er bezeichnet diesen Vorgang als die PTV (Prae-/Trans-Verwechslung). Damit ist gemeint, daß die Zustände präpersonaler Art der Kindheit vor der vollen Entwicklung der Person mit ihren Fähigkeiten personaler Art (Verstand und Vernunft) häufig mit den ganz anderen Zuständen transpersonaler Art, wie sie bei echten Erleuchtungen und mystischen Zuständen vorkommen, verwechselt werden.

Wilber sieht diese Verwechslungen bei so unterschiedlichen Weltanschauungen wie denen von Freud oder Jung. Freud erkennt richtig die Existenz präpersonaler Art und setzt hier seinen Schwerpunkt an, ignoriert aber die Existenz des Transpersonalen. Jung ist sich des Transpersonalen bewußt, verdrängt aber präpersonale Erscheinungen, indem er sie als Transpersonales verklärt. Beide Theorien sind folglich nur halb richtig.

Als Therapeut und als Kunstsachverständiger (Kunstliebhaber ?) frage ich mich, inwieweit kann mir bei meiner Arbeit diese Reflexion der PTV helfen? Einerseits hilft sie bei der Ernüchterung und Entidealisierung so lange gehegter Vorlieben wie die zur Kunst der Kinder, Kunst der Naiven, Kunst der Geisteskranken und Kunst der Verbrecher, wie sie im Musée de l'art brût in Lausanne zu sehen ist. Es handelt sich um die regressive Kunst aus präpersonalen Zuständen, zum Beispiel der Kinder, die sich von Natur aus nur vorübergehend in einem Zustand des Präpersonalen befinden, die meisten anderen in Entwicklungsstörungen fixiert und alles andere als glücklich sind. Daß zwar die Fixierung in regressiven Seinszuständen zu einem starken Ausdruck im Bild führt, dies aber um den Preis einer verfehlten Entwicklung oder gar eines Stillstandes des Reifungsprozesses geschieht. Der Romantiker genießt die Produktion, für die ein Desaster verantwortlich ist.

Ich bejahe diesen letzten Satz und bin mir bewußt, daß ich im Rahmen der notwendigen Sensibilisierungsprozesse beim eigenen künstlerischen Werdegang teilweise der gleichen Verwechslung unterlegen bin. Die Verführung ist zu stark. Aber als Therapeut kommen andere Beurteilungskriterien auf mich zu. Der Verantwortliche sollte sich klar machen, daß Regression nur im Dienste des Ich sinnvoll ist. Allerdings weiß ich auch - hier hoffe ich, die Freudianische Beschränkung auf das Präpersonale und Personale zu überschreiten - daß es in den Kunstwerken der Großen die Überschreitung zum Transpersonalen gab und gibt: in die Leere, die Keller in seinem Buch "Der Sprung ins Leere" meint. In den großen Werken sind alle Zustände, der präpersonale und der personale aufgehoben und werden transzendiert. Die Kraft und Einfachheit des Kindes bürgt für die Stimmigkeit der Form als Basis für die komplexe Symbolik, die ohne eine personale Reife nicht denkbar ist. Den Raum um dies "aufheben" zu können, bietet die mystische Leere des Bewußtseins, welches das personale Ich überschritten hat. Dieses Denkmodell ist bis hierher in sehr groben Zügen und verknappt skizziert. Eine ausführliche und leicht verständliche Darstellung des Themas bietet die empfehlenswerte Lektüre von Ken Wilbers Schriften selbst.

In meiner therapeutischen Arbeit mit Neurotikern bin ich mit Bildern konfrontiert, welche den Reiz der präpersonalen Unschuld verloren haben. Es sind oft eher kraftlose Bilder trotz all der kräftigen Farben, die sich nicht verbinden, der Berührungsängstlichkeit, die dazu führt, daß Farben nicht vermischt werden und verständlicherweise als Notwendigkeit zur Abgrenzung des noch schwachen Ichs dienen. Wenn das Ich aber im Laufe der Arbeit erstarkt, müssen Grenzen nicht mehr ängstlich gezogen werden. Auf einer neuen Stufe kann die frühere Dissoziation aufgegeben werden. Plötzlich werden Farben miteinander verbunden. Wie das geschieht, ist ein Indikator für die Reifung der Person.

Die moderne Kunst bietet ähnlich, wie die genannten Weltanschauungen, die der PT-Verwechslung unterliegen, mannigfaltigen Anlaß zu Verwechslungen und groben Mißverständnissen. Diese machen sich vor allem bei jenen bemerkbar, die ein ausschließlich ökonomisches Interesse an der Kunst zeigen. Dieses versperrt den Zugang zum eigentlichen Inhalt.

Ich erwähne das Beispiel des buddhistischen Mönchs im dreizehnten Jahrhundert, der aus einem erleuchteten Zustand heraus Tusche auf ein Bild gespuckt hat. Dieses Bild wurde im Kloster aufgehängt und existiert heute noch. Aber in ihm ist der körperliche Ausdruck aufgehoben und das Personale zum Transpersonalen überschritten worden. Das zeigt die Rezeption in so verschiedenen Kulturen wie Asien und Europa. Wenn europäische Künstler sieben Jahrhunderte später, unbeeinflußt, von innen heraus zu vergleichbaren Bildprozessen kommen, spüren wir, daß hier ebenfalls Personales, und sei es nur teilweise, transzendiert worden ist. Natürlich läßt sich über den Wert solcher Ereignisse nicht der massenhafte Konsens erreichen, der über den Fußball sich wie von selbst einstellt.

Dieses Menschenbild, das Ken Wilber vertritt, gibt mir eine gute Basis und einen hoffnungsvollen Ausblick auf mein therapeutisches Handeln. Ich kann mich bei der Betrachtung der Bilder meiner Schüler schnell mit den ausdrucksstarken Anteilen identifizieren. Dies geschieht vor allem in der Regression. Es treten gesunde Anteile der Person an die Oberfläche, mit denen ich mich verbünden kann. Aber ich darf mich nicht vom Reiz des Ausdrucksstarken blenden lassen. Ich weiß, wenn die Entwicklung der Person voranschreitet, dann tritt zunächst auch eine Unterdrückung des Präpersonalen Ausdrucks auf. Diese ist eine notwendige Begleiterscheinung der Stärkung und Reifung der Person. Die vernunftbegabte Person zeigt ein Verlassen des Präpersonalen, in der das frühere Stadium aufgehoben ist. Es bedeutet Entwicklung und Fortschritt. Dieser Fortschritt hat allerdings nur dann einen vertretbaren Sinn, wenn die weitere Aussicht auf ein Transzendieren des Ego besteht. An diesem Punkt lassen uns die Psychoanalytiker Freudscher Orientierung stehen. Die Jungianer scheinen diese Aussicht zu kennen, verwechseln sie aber teilweise mit den präpersonalen, noch unentwickelten Positionen.

Wenn man sich diese Anschauung der Entwicklung der Person zu eigen macht, löst sich viel Ungereimtes der stark differenzierenden Diagnostik szientistisch orientierter, medicozentrischer Behandlungsformen als pseudokonkret auf. Nicht, daß die Diagnosen falsch wären. Der Blickwinkel ist unsachgemäß, weil er mangelhafte Entwicklung mit Pathologie verwechselt. Freud sah dies schon richtig, aber er ignorierte die Aussicht auf die zur Transzendenz fähigen Möglichkeiten der Person und erkannte somit nicht den weiterführenden Ansatz seiner Lehre. Die Therapeuten, die sich ausschließlich auf die pathologische Perspektive einschießen, werden die Hilfsmöglichkeiten zum Beistand beim Wachstum und bei der Weiterentwicklung ihrer Patienten verfehlen. Ihre Arbeit erschöpft sich in der

Betreuung zum Stillstand gekommener Zustände. Gefragt wäre hier die Fähigkeit zur Hoffnung, die der Pädagogenrolle zu eigen ist. Auch wenn verstandesmäßig dem späten Lernen Grenzen gesetzt sind, so trifft dies nicht auf das emotionale Lernen zu (Goleman).

Zusammenfassung

Wie im Kurztext zu Beginn schon angedeutet, begründe ich aus den genannten Gründen meine Vorliebe für das Entwicklungsmodell. Aus dem folgt die Notwendigkeit, den Schüler weniger als einen Neurotiker, sondern eher als einen "unfertigen Künstler" zu begreifen. Um ihm bei der Fortsetzung seiner Entwicklung beizustehen, bedarf es allerdings etwas anderes als der herkömmlichen Pädagogik. Hilfreich ist ein poetisches Medium und eine psychoanalytische Orientierung, die auf vorausgehende Diagnosen, welche dazu tendieren könnten, sich als "sich-selbst-erfüllende-Prophezeiungen" zu erweisen, verzichtet, ihre Urteile erst zum Ende im Rahmen des idiographischen Ansatzes (Maslow) bildet.

Der Unterschied zwischen analytischer und kunsttherapeutischer Therapie

Ich denke, daß die Folgerungen, die ich aus der Beobachtung von nur zwei Analytikerinnen gezogen habe, großen Widerspruch bei denen hervorrufen wird, die sich in irgendeiner Form von dem Gesagten berührt fühlen werden. Mir geht es hier um eine Diskussion mit Psychoanalytikern. Vor allem darum, Methodisches zu differenzieren und weiterführende Möglichkeiten in der gemeinsamen Aufgabe des Therapierens zu verfolgen.

Die erste Erfahrung, die ich mit einer Analytikerin in einer gemeinsamen Arbeit mit Malen in einer Gruppe machte, war die, daß in einer Sitzung, in der ich die Gruppe zeichnen ließ, die Kollegin in einem Prozeß, der sich ohne Sprechen entwickeln sollte, vorzeitig die Gruppe wieder zum Gespräch aufforderte. Ich sprach sie im Anschluß darauf an und sie sagte, daß sie einfach Angst empfunden habe. Sie sei es gewohnt, in einer Situation, in welcher der Patient in Richtung Primärprozesse regrediere, sich selbst und auch im Kontakt mit ihm durch Sprache zu strukturieren, auch den Verlauf der Regression durch den Einsatz von Sprache zu steuern. Bei Bildmaterial fehle ihr diese Möglichkeit. Die spezielle Kombination von materialer Eindeutigkeit auch der Farben und Formen, verbunden mit der Vielschichtigkeit der Symbolik sei etwas, mit dem sie nicht umgehen könne. Es behindere sie auch, einen direkten Kontakt zum Patienten herzustellen. Da käme etwas ”Fremdes” dazwischen.

Sehr viele Jahre später erlebte ich wiederum eine gemeinsame Arbeit mit einer erfahrenen Analytikerin. Ich beobachtete sie während der Interventionen, die sie machte und meinte festzustellen, daß sie sich beim Gespräch überhaupt nicht auf die Bilder bezog. Darauf angesprochen bestätigte sie dies und die vorausgegangene Feststellung, daß der Analytiker eine direkte Beziehung zu zweit mit dem Patienten über die Sprache zu suchen gewohnt sei. Der Kunsttherapeut wird hingegen im allgemeinen eher das Bild als drittes Objekt, als Mittel zur Triangulation der Beziehungsstruktur verwenden. Es entsteht dadurch eine andere Grundstruktur in der therapeutischen Beziehung. An anderem Ort spreche ich von der ”flexiblen Distanz”, die das kunsttherapeutische Medium ermöglicht. Die Übertragung mit ihrem ödipalen Grundzug erhält eine andere Tönung. Das Zwingende des ödipalen Dreiecks erfährt eine Entlastung, da die Übertragung auf das Bild geht. Daß dies sogar eine ödipal gefärbte Eifersucht auf ”das Malen” nach sich ziehen kann, erfuhr ich zu meinem Erstaunen kürzlich von einer Kollegin. Anton Ehrenzweig hat in seinem Werk ”Ordnung im Chaos” den Versuch unternommen, dieses Phänomen, daß das Werk wie ein ”Schoß” wirkt, zu erklären.

Es stellt sich die Frage, inwieweit diese ”flexible Distanz” etwas Ähnliches bewirkt wie das Liegen auf der Couch. Der Blickkontakt wird bei diesem Arbeiten verringert. Gleichzeitig wird Körperliches, Motorisches aktiviert. Diese Aktivität ist gegenläufig zur Passivität auf der Couch. Regression in der Kunsttherapie wird vorwiegend durch den Einsatz bestimmter Materialien gesteuert. Das Spektrum reicht von der Fingerfarbe (starker Körperkontakt) bis zum Zeichnen mit dem Stift (starke Distanzierung).

Diese grundsätzliche Veränderung des Settings führe ich jedes Jahr in unseren Methodenseminaren vor, indem ich umgekehrt verfahre und eine Sitzung ohne das ”Dritte”, ein Malthema, rein in der Sprache veranstalte. Es wird sofort spürbar, das sich die ganze Gruppe auf den Leiter bezieht und sich die Übertragungsdynamik auf ihn ausrichtet.

Das ”Wie” des Vorgehens wird dadurch gravierend verändert, die Erfolge sind bei diesen so unterschiedlichen Verfahren in Umfang und Tiefe vergleichbar. Es liegt die Vermutung nahe, daß bei kombinierten Verfahren, und die Kunsttherapie ist ein solches, eine Beschleunigung des therapeutischen Prozesses beobachtbar ist. Die Einschätzung vieler Therapeuten gibt dieser Annahme recht. Allerdings ist für die Integration der jeweiligen therapeutischen Fortschritte das analytische Gespräch unerläßlich.

Kritik des Ausdrucksmalens als selbständige Methode

Mir kam der Gedanken zu dieser Kritik im Rahmen der Supervision der Arbeit einer jüngeren Kollegin, die eine Folge von Körperbildern ihrer Patientin vorstellte.

Das erste Körperbild hätte im Rahmen einer Aufgabenstellung des "Ausdrucksmalen" entstanden sein können. Es war eine in Lebensgröße gearbeitete Gestaltung mit flüssigen und intensiven Farben. Die Motorik war angeregt worden und eine Regression, welche die Aufmerksamkeit der Patientin auf ihr mangelndes Körpergefühl zog. In dem ersten Bild war eine gewisse Ausgewogenheit in der Darstellung des Innen und Außen zu bemerken. Neben den inneren Zuständen, waren auch die äußeren Funktionen des Handelns und der Bewegung, Hände und Füße und das Kontaktorgan Haut dargestellt. Das Körperzentrum war eher symbolisch in konzentrischen, roten Kreisen gemalt.

Beim zweiten, das ebenfalls noch den Stil eines Bildes des Ausdrucksmalens hatte, fehlten Arme und Beine. Die Haut war weggelassen und parallel zur Aussage der Patientin, daß sie begänne, ihr Körperinneres zu spüren, gab es jetzt hauptsächlich Ansichten der inneren Organe. Es wirkte so auf mich, als hätte sie aus einem Lehrbuch der Anatomie Gestalt und Lage der inneren Organe angeschaut und diese aus der Erinnerung gestaltet: das Herz lag schräg auf der linken Seite mit der Spitze nach oben.

Im dritten Bild hatte sie statt flüssigen Farben Kreiden genommen. Das Bild wirkte jetzt völlig anders. Anstelle der "äußeren Ansicht" der inneren Organe, war jetzt ein Bild getreten, in dem die Organe stärker symbolisiert waren, als ginge es eher um deren Bedeutung für das Ganze, das Leibliche, Seelische und Geistige. Die Körpermitte war wiederum mit konzentrischen Kreisen, diesmal in einem hellen Blau gestaltet. Sie sagte dazu, daß dies auf sie recht diffus wirke.

Parallel zu diesen drei Bildern waren über 1 1/2 Jahre analytisch orientierte Gespräche geführt worden, die den prozeßhaften Charakter dieser Arbeit begleiteten und dokumentierten. Die Feststellung der Kollegin lief darauf hinaus, daß zu Beginn der Arbeit eine große Bereitschaft der Patientin zur Regression da war. Dieser Punkt war jedoch irgendwann überschritten, es machte sich ein Widerstand bemerkbar. Dieser wird spätestens bei der Wahl der Kreiden spürbar.

Man kann sagen, daß der Prozeßcharakter erst an diesem Punkt richtig beginnt, als nämlich die Selbstregulierung gebieterisch nach einem anderen Medium verlangt. Wenn es immer nur um das Malen eines Ausdrucks, eines Gefühls ginge, was ja im Begriff angedeutet wird, so stünden im Repertoire der Medien immer die Medien im Vordergrund, die diesen Selbstheilungseffekt fördern sollen und es bestimmt auch in einer Reihe der Fälle vorzüglich tun. Allerdings kann es dann auch passieren, daß der Therapeut zu einseitig in dieser Richtung interveniert und das andere Spektrum der kunsttherapeutischen Technik übersieht, nämlich den Symbolbildungsprozeß und die analytische Konstruktion desselben.

Ich denke, daß bei dem Kampf des Therapeuten gegen die Neurose einerseits der Selbstregulierung der seelischen Prozesse gefolgt werden muß, andererseits aktive, präzise und klare Interventionen und Deutungen nötig sind, um den spontanen Heilungsprozessen, die in Gang kommen, zu einer solideren Integration im Bewußtsein zu verhelfen.

Wir neigen dazu, die Verhaltenstherapeuten zu verurteilen, indem wir ihre erklärte Methode, die Symptome nur heilen zu wollen, anfechten. Aber was tun wir selbst, wenn wir Teile des kunsttherapeutischen Instrumentariums abtrennen und als eigenen Bereich, nur weil er gerade mal sehr marktgängig ist, verkaufen? Es ist sehr bequem, sich auf Linderung zurückzuziehen. Nichts anderes machen jene Ärzte, die nur Schmerzmittel verordnen. Langfristige und ernst zu nehmende Heilungen und Verbesserungen werden erfahrungsgemäß dort gemacht, wo ein Bild- oder Gestaltsymbol mit der dazugehörigen Biographie in Verbindung gebracht wird. Wenn das unterbleibt, werde ich sehr mißtrauisch. Das kann auch jeder bessere Kunstpädagoge. Die Fähigkeit im Umgang mit Übertragung und Widerstand ist Kernstück jeder ernst zu nehmenden Therapie. Wo diese fehlt, findet ausschließlich Agieren statt. Hinzu kommt, daß die Technik der Steuerung der Regression fehlt, wenn nur mit einem Medium gearbeitet wird. Es ist so, als hätte man ein Auto, das nur über einen Vorwärtssgang und keine Bremsen verfügen würde. Es ist so, als würde man aus der Psychoanalyse die Traumarbeit oder das freie Assoziieren herauslösen und als eigene Methoden verkaufen.

Ich unterstelle hiermit, daß eine wie auch immer geartete Interventionstechnik oder ein Medium des begleitenden Sprechens mit dem Ziel des Erinnerns der eigenen Biographie bedarf, um Psychotherapie genannt zu werden, oder dieser gleichgesetzt werden zu können. Der Vorteil der kombinierten Psychotherapien ist, daß das Sprechen eine Erweiterung durch das parallele Arbeiten in einem Ausdrucksmedium findet.

(Siehe hierzu das Beispiel "Nähe und Ferne im Bild" S. 118)

Die Sache selbst: Malerei und Musik

Das Medium hat seine eigenen Bedingungen, die es in der Anwendung als therapeutisches Mittel festlegen. Wir können z.B. in der Musik nicht "kritzeln".Von der Geschichte und ihrer Struktur her verlangt die Musik nach einer strengen Grammatik der Ausübung und des sinnlich vermittelten Verständnisses. Das führt zu der Konsequenz, daß musiktherapeutisch Instrumente wie das Orff'sche Schulwerk eingesetzt werden. Eine regressive Handhabung des Musikalischen hat in der Moderne selten stattgefunden und nie weit geführt im Gegensatz etwa zur Malerei der Moderne mit dem Informel, dem Tachismus und dem Abstract Expressionism, in denen der regressive Umgang mit den Materialien Triumphe feierte. Nicht umsonst gab es gleichzeitig die Hinwendung zur Kunst des Kindes, in der ebenfalls der Reiz unverkrümmter "Regression" gesucht wurde. Es geht natürlich auch um die Beziehung zwischen Produzent und Konsument, zwischen Kind und Erzieher und dem musikästhetischen, seelischen Gleichgewicht des Letzteren. Es ist klar, daß das unreglementierte Geigenspiel eines Fünfjährigen nicht zum Aushalten ist, das Trommeln hingegen schon eher, gesetzt man ist weit genug entfernt. Dagegen: mit welcher Freude begleiten Eltern ihre Zöglinge beim Kritzeln, Malen und Schmieren, wenn's nicht gleich auf die Tapete geht. Selbst Eltern, vor allem Mütter, die überhaupt nicht kunstsinnig sind, entdecken plötzlich in den Elaboraten der Kleinen Züge von Genialität. Wenn die Werke nicht aufgehängt werden,

werden sie doch datiert, wie Lieblingsfotos, und wandern in die Magazine der kleinfamilialen Sammlungen.

Ein Freund, erster Instrumentalist in einem weltberühmten Orchester, zeigte mir kürzlich ein Bild, das er in früher Jugend gemalt hatte. Es war so gelungen, es hätte neben einem Pollock bestanden. Er meinte, er könne etwas mit gleicher Qualität heute nicht mehr malen. Mir fiel dazu Kleists "Marionettentheater" ein. Es gibt frühe Zustände eines noch "unwissenden" Bewußtseins, in dem Anmut nicht nur in der Körperhaltung, sondern auch im geistigen Ausdruck eines Bildes sichtbar wird. Die Rede von der Regression im Dienste des Ich mag in eine vergleichbare Richtung gehen. Klar ist, daß die Aufforderung zur Regression "vom Material her" ganz eindeutig in den nicht reglementierten Verfahren der modernen Kunst ein "Kinderspiel" ist. Sie ähnelt darin den Möglichkeiten der *freien Assoziation* der Psychoanalyse.

Diese beiden Qualitäten im Verbund mit der Konstruktion der Übertragung sind unersetzliche Kerne einer guten Psychotherapie. Regression, freie Assoziation und die Deutung von Übertragung und Widerstand in einem herrschaftsfreien Raum sind eine ethisch unabdingbare Voraussetzung für therapeutisches Handeln.

Mit dem Begriff der Ethik kommen wir zu dem der Macht.

Mit diesem und dem der Herrschaft ist die der Malerei assoziierte Phase des Analen und ihrer Fixierungen angesprochen. Es zeigt sich deutlich in den verinnerlichten Zwängen der Erwachsenen, die bei Gestaltungen aller Art Probleme haben, das Vorurteil der "sekundären Glätte" zu überwinden. Die sekundäre Glätte, u.a. sichtbar in einem volkswirtschaftlichem Faktor ersten Ranges, dem Zwang zur spiegelglatten Karosserie, ist das Symbol für die Kosmetik eines so geliebten Übergangsobjektes, wie es das Auto darstellt. Roland Barthes wies schon auf das Wortspiel beim Citroen DS (deesse = Göttin im Französischen)hin, also die un- oder vorbewußte Identifikation mit dem Mütterlichen oder sogar Gottesmütterlichen. Und spannend und zugleich paradox, daß die Silbe Auto, jetzt als Kürzel verwendet, die erste Silbe dieses bedeutungsschwangeren Wortes ist, zugleich das vornehme Ziel einer jeden Therapie : die Autonomie. Und das "mobil", das die Bewegung meint, gerade das Gegenteil bewirkt: die Ruhigstellung, wenn nicht gar Kastration des sich selbst bewegenden Körpers in ultimativer Passivität und Verschmelzung mit der Maschine. Hierzu hat, unter dem Stichwort der *Dingpsychologie* L. Lutkerhaus einiges Erhellendes geschrieben.

Mit der Autonomie, nicht dem Auto, sind wir an den Punkt gekommen, der uns eine Formulierung von ethischen Handlungsanweisungen für den Psychotherapeuten erlaubt. Es ist traurig, daß die Verhältnisse so sind, daß diese nicht selbstverständlich sind, sondern erst in einem bürokratischen Modus erarbeitet werden müssen.

Aber so ist es.

Ich unterstelle, daß das Medium der Bildproduktion eine Affinität zum analen Stigma hat, insofern es auch, der Musik hierin ungleich , Materie und Spuren hinterläßt. Als geistiges Substrat irritiert es die an Gebrauchswerte in dinglicher Form orientierten Subjekte. Gebunden an den Gebrauchswert "Therapie" verliert Malerei aber ihren subversiv-konstruktiven Charakter. In diesem Kontext ist der "Kunst-Therapeut" Verlierer, ja Verräter. Rechtfertigen kann er sich nur durch den Nachweis, daß es ihm gelingt, seine Patienten nicht nur zu "heilen", sondern daß in diesem Prozeß eine Befreiung stattgefunden hat. Das ist typisch für Kunst: anales Stigma und die Überwindung desselben. Herrschaftsanspruch und Emanzipation.

Rot ist eiskalt

(Dieses Referat wurde im November 1986 anläßlich der Tagung "Kunst und Gesundheit" in Bad Münstereifel gehalten. Es wurde 1997 neu überarbeitet. Es veranschaulicht die Technik einer analytisch orientierten Deutung. Diese kann nie losgelöst vom biographischen Zusammenhang gegeben werden und bedingt deshalb die Zusammenarbeit mit dem Analysanden. Aus dem gleichen Grund sind isolierte Diagnosen, bzw. Tests abzulehnen. Unabhängig davon sind auch alle Symbole das, was vom Begriff des Symbols her (=zusammenballen) gemeint ist, mehrdeutig. Das gilt auch für die Farbsymbolik.)

Einige von Ihnen kennen vielleicht den Kalauer: ein westlicher Journalist fragt Ghandi: "Mr. Ghandi, was halten Sie von westlicher Kultur?", darauf Ghandi: "Es wäre eine gute Idee!"

Wir sind als Kunsttherapeuten in der glücklichen Lage, Pionierarbeit bei der Hilfe an der Verwirklichung dieser guten Idee leisten zu können, nämlich die Kunst ein Stück weit ihrer turbokapitalistischen Vermarktung zu entreißen und sie zusammen mit neueren pädagogischen und therapeutischen Impulsen zu einem zugleich verschütteten, nämlich im Grunde klassischen Begriff zurückzuführen, der dem neuen, erweiterten Kunstbegriff nicht widerspricht, sondern in ihm aufgehoben ist. Es ist die Wiederholung einer Tradition, die nicht im Widerspruch zu Ansätzen moderner Tradtionen, wie den Naturwissenschaften zu stehen braucht, wenn wir diese ihrem Wesen entsprechend korrekt differenzieren. Angesprochen wird dieses Verhältnis in einer Bemerkung von Heisenberg (Carl F. v. Weizsächer in "Über Heisenberg, Heidegger und Hölderlin"): "Es gibt Dinge, über die man sich einigen kann und die Dinge, die uns etwas bedeuten. Von den Dingen, über die man sich einigen kann, handelt die Wissenschaft; die Dinge, die etwas bedeuten, spricht die Kunst aus." Dieser Dualismus ermöglichte es ihm, sein Mißtrauen gegen Ideologien und Dogmatik auszusprechen. Er habe von jeher in zwei getrennten geistigen Welten gelebt, in der Wissenschaft und in der Kunst. Es war ihm aber unentbehrlich, in beiden Welten zu leben.

Ein Aspekt dieser Differenzierung der beiden geistigen Welten beinhaltet für mich als Künstler, daß ein bestimmtes Selbstverständnis von Wissenschaft Übereinkunft im Sinne von Eindeutigkeit anstrebt, während Kunst, und das verbindet sie mit der Psychoanalyse, sich mit der Mehrdeutigkeit im Spiel der Bildelemente und der Symbole beschäftigt. Der Unterschied besteht in der Ausschließlichkeit der einen und der Einschließlichkeit der anderen Haltung.

Ich bin mit dieser Frage nach der Bedeutung und der Deutung täglich konfrontiert, denn der Schüler will von mir wissen, wie ich sein Bild sehe. Er erwartet, dadurch aus seiner Einsamkeit herausgeholt zu werden, indem seiner Phantasiearbeit die des Therapeuten hinzugefügt wird, so daß es zu einer erweiterten Subjektivität kommt. Dies macht den Therapeuten zu seinem Hilfs-Ich und stützt und stärkt ihn auf dem Weg zum bewußteren Umgang mit unannehmbaren Seiten seiner Person.

Mir ist bei der Wahl des Titels zu meinem Referat eine bezeichnende Fehlleistung unterlaufen. "Rot ist eiskalt" gehört natürlich in Anführungsstrichen, damit es als Aussage eines Neurotikers gekennzeichnet ist. Da ich generell mit Krankheitsbegriffen und diagnostischen Etiketten auf dem Kriegsfuß stehe, habe ich dies unwillkürlich unterlassen. Die mir als Therapeuten zustehende "Restneurose" exkulpiert mich von der Fehlleistung. Andererseits führt die Fehlleistung mitten hinein in das Fachgebiet. In der Arbeit mit Übertragung und Widerstand ist die Gegenübertragung mitgedacht, d.h. ich muß mir Rechenschaft ablegen über meine Gefühle gegenüber dem Klienten. Als Kunsttherapeut auf doppelte Weise, wobei das zweite Gefühl das beinhaltet, was durch das Bild erzeugt wird. Denn bevor überhaupt eine Reflexion in Gang kommt, habe ich bereits reagiert und bewertet.

Ein schwieriger Farbklang, ein gehemmter Duktus und die Einseitigkeit einer Formgebung, aber auch eine muskuläre Verspannung im Gesicht, kann für mich ein Zeichen sein und ich bin dankbar, daß mir die Intuition dabei weiterhilft. Sie ist übrigens, was das "Lesen", bzw. Schauen der Bilder betrifft, nicht ohne eine intensivierte künstlerische Selbsterfahrung zu haben. Die Frage nach dem Nutzen einer solchen Sonderkompetenz, die intuitive Arbeit mit Bildern, ist konstitutiv für den Sinn von Kunsttherapie als eigener Disziplin überhaupt. Ich werde an anderem Ort darauf zurückkommen, ebenfalls auf die Frage des Unterschiedes zwischen künstlerisch und therapeutisch orientierten Kunsttherapeuten.

Es handelt sich nun um das Problem der Symboldeutung in der Kunsttherapie. Die Aussage des Klienten, ich will ihn hier "Karl" nennen, daß "Rot eiskalt" sei, drückt eine in einem seiner Bilder sichtbar gewordene Spannung sprachlich aus. Bereits das Transponieren einer Spannung von einem Medium in das andere kann die Spannung mindern. Man könnte das Bild wählen: im therapeutischen Beziehungsfeld wirkt die Aussage wie ein Stein, der ins Wasser geworfen wird. Der Reiz des Aufschlags setzt sich in konzentrischen Wellen fort und erfaßt die gesamte Oberfläche bis an den Rand. Die Schwingung der Aussage versetzt das ganze Feld in Schwingung, weil das Medium einheitlich zusammengesetzt ist, kohäsiv aus einer Substanz besteht. Die besondere Qualität, die ich hier in Analogie anspreche, wird medizinisch als Neurose bezeichnet und die Schwingung und unser Verstehen kann sich nur deshalb vermitteln, weil das ganze Feld als neurotisch gilt, eine Immanenz des neurotischen Ganzen darstellt. D.h. wirklich verstehen kann ich den Klienten nur, wenn ich selbst mehr oder weniger neurotisch bin oder es war. Am anderen Ende des Feldes, sozusagen "am gegenüberliegenden Ufer des Wassers", kommen die Ausläufer dessen an, was Riemann die "Grundformen der Angst" nannte, als er sein anschauliches Werk über die Neurosen schrieb. Eingedenk dieses neurotischen Feldes, das als Konstrukt für unsere Betroffenheit gelten mag, bitte ich die rechte Einstellung einzunehmen. Der Leidensdruck, die Offenheit und die Risikobereitschaft beim "Zeigen dieser Wunde"dieser Menschen beschenken uns mit den Materialien, die Einblick in die Strukturen gewähren, denen wir auch kollektiv ausgesetzt sind .

Wenn ich selbst es zugelassen habe, daß der Untertitel des Referats "Beispiele aus der Arbeit mit Neurotikern" lautet, so habe ich mich einem Konsens unterworfen, dem unbewußt eine Angst vor mißbräuchlichen Ausgrenzungsmechanismen vorausgegangen sein mag. Dies nur am Rande, weil es ein Teil des Hintergrundes ist, vor dem wir diskutieren.

Gehe ich von einer Solidarität aus, die sich statt auf Diagnosen auf konkrete Angst bezieht, dann ergibt sich für die Kunsttherapie ein Selbstverständnis, das über den engen Blick auf Minderheiten in der Psychiatrie hinausgeht. Dann gewinnt der Therapiebegriff etwas von seinem ursprünglichen Sinn zurück, der im Griechischen mehr meint, als nur "heilen". Er meint auch (Gott) verehren. Dieser ehrfürchtige Umgang mit der Angst im Menschen beinhaltet, im technischen Terminus der Psychoanalyse, die Arbeit mit Übertragung und Widerstand. "Gott verehren" hieße für den psychoanalytisch Orientierten einen strengen Anspruch auf Wahrhaftigkeit im Sinne dieser Solidarität.

Wenn also bei dem zur Frage stehenden Bild die bekannte Abwehr der Verkehrung ins Gegenteil, wenn Rot als eiskalt bezeichnet wird, so kündet sich eine besondere Angst an und mit ihr der tiefere Sinn dieser Abwehr. Die Angst wird fast sinnlich spürbar und erhält die spezifische Note, die das gemeinsame Betrachten des Bildes vermittelt. Karl, der zu meiner Überraschung diesen Satz aussprach, nahm ihn bei meiner Rückfrage zurück, sagte "nein, das Rot ist schon warm oder sogar heiß". Er paßte sich schnell der gängigen Farbpsychologie an. Das erste, spontan geäußerte, eigene Erleben und die poetische Formulierung wurde durchs Allgemeine verdrängt.

Ich verstand diese schnelle Korrektur als Unterwerfung unter eine ästhetische Norm, die unterschwellig durch mein erstauntes Nachfragen verstärkt worden sein mag. Ich achtete nunmehr vermehrt auf diesen Widerstand, um nicht neue Normbildungen zu begünstigen. Bewußtseinsfähig erwies sich ein Zusammenhang in der Beziehung zur Mutter, die Gefühlskälte, die sie ihm gegenüber geäußert hatte und einem roten Kleid, das sie häufiger getragen hatte.

Zusammenfassend zum Problem der Deutung - ich beschränke mich auf die Farbsymbolik - möchte ich hier festhalten, daß es in der kunsttherapeutischen Annahme im Umgang mit Farbpsychologie kein "An-Sich" einer gegebenen Farbbedeutung gibt. Die spezifische Wirkung einer Farbe stellt sich her im Verhältnis zu anderen Farben, was als "Farbklang" bezeichnet wird und ihrem Zusammenhang zum lebensgeschichtlichen und soziokulturellen Hintergrund. Zum Beispiel, daß in Asien Weiß für Trauer steht. Aus diesen verschiedenen Faktoren ergibt sich ein Symbolbildungsprozeß dynamischer Art, der sehr schwer in einer linear konstruierten Analyse zergliedert werden kann. Dieser Prozeß entfaltet sich in seiner idiografischen Bedeutung als Relation zwischen Farbklang und verschütteter Erinnerung. Der Begriff der idiografischen, also der persönlich, lebensgeschichtlich einmaligen Arbeit stammt von Maslow.

Die verschüttete Erinnerung enthält bei Karl ein Ereignis, über das er nur andeutungsweise sprechen will. Er gerät in ein heftiges Atmen, das dann nachläßt, wenn er sich mit seiner Angst freiwillig konfrontiert. Die zeitliche Reihenfolge war die, daß die Angst zuerst unbewußt ausgedrückt wurde, in der Zeichnung vor allem mit einem exzessiven Gebrauch von Schwarz. Dann kommt das bewußte Anschauen der Angst darstellenden und erzeugenden Symbole, schließlich das der erinnerlichen bedrohlichen Situation in der Vergangenheit. Zuvor war die Rede von Mehrdeutigkeit. Natürlich bedeutet Schwarz sehr viel mehr als nur Angst. Und die jeweiligen Assoziationen, sei es nun Tiefe, Wasser, Kosmos, Gebärmutter und Tod entblößen ihren Sinn erst beim Durcharbeiten. Durch eine Farbe und/ oder einen Farbklang (Akkord) vermitteln sich demnach immer mehrere Momente gleichzeitig: unbewußte und bewußte Bedeutungen des Subjekts und intersubjektive, kommunikative Momente, die Bedeutung, die bei der Gruppe in Form eines gemeinsamen Erlebens ankommt und über das ein Konsens hergestellt werden kann. Dem Urheber zunächst nicht bewußt, in der Folge aber als unbewußtes Moment angenommen werden kann, daß also unbewußtes und intersubjektives Moment identisch sein können. (Ich führe diesen Aspekt noch in dem Teil "schwarzer Stein" anschaulich aus). Dieses Annehmen einer Gruppendeutung ist nicht dasselbe wie die Unterwerfung unter einen Gruppenzwang. Die Verweigerung einer Deutung ist genauso möglich und führt in der Regel zu einer fruchtbaren Fortsetzung der Arbeit. Bei der Kunsttherapie liegt der Vorteil darin, daß Verdrängtes und Unannehmbares in der non-verbalen Form leichter ausgedrückt werden kann als in seiner sprachlichen. Analog dem Traum: statt der sexuellen Erregung wird eine Treppe geträumt. In den Bildern geschieht Vergleichbares.

Oben habe ich das Bild einer Wasseroberfläche als Modellvorstellung für ein Feld vorgeschlagen. Wenn wir die Fläche dreidimensional auf die Gesamtheit des Wassers projizieren, so erhalten wir ein Bild von der Tiefe eines Feldes, das ich hier als Bild für die tiefenpsychologische Erfahrung nehmen will. Auf dem Grund ruht der Stein. Es ist der des gesellschaftlichen Anstoßes, den nach wie vor die Sexualität bildet. Er ist auch ein Symbol für die Verhärtungen, die Anpassungsängste erzeugen. Mit diesem Thema, das auch das von Karl war, komme ich zu dem Abschnitt meiner Ausführungen, der von der Körperarbeit handelt.

Die künstlerische Tätigkeit ist weitaus weniger mechanisch als die meisten Handarbeiten, die unsere Arbeitswelt zur Verfügung stellt. Daß es sich auch um Körperarbeit handelt, wird beim feinmotorischen Hantieren aus dem Handgelenk heraus gar nicht so sehr bewußt. Erst bei großformatigen Arbeiten in Lebensgröße bewirken die ausladenden Schwünge eine Vertiefung des Atems: es wird klar, daß wir es mit einer indirekten Bewegungs- und Atemtherapie zu tun haben. Das Bild als Erweiterung der Körpersphäre. Chaim Soutine warf sich in der Ekstase des Malaktes auf die noch nassen Leinwände. Cézanne, der Berührungsängstliche, setzt seine Spannungen in eine bildnerische Revolutionierung der Sehgewohnheiten um. Mit den Beispielen könnte man lange fortfahren, Beispiele für den Zusammenhang von Bildnerei und Körper.

Ich will mich auf einen Aspekt beschränken, den ich im ersten Abschnitt angedeutet habe. Es ist die Gegenübertragung und der Widerstand. Die Formel der "agierenden" Psychotherapie enthält ein Urteil über einen Mangel. Den, daß die Aktion den Schmerz und daher heilsamen Bewußtwerdungsprozeß in der Sprache unterlaufe, der zum Gelingen der Therapie dazugehört. Es ist ein wichtiger Gedanke und trifft sicherlich jene Methoden, die es bei einer rein kathartischen oder zudeckenden Methode bewenden lassen. Wo jedoch das Gespräch und die Deutungsarbeit hinzutreten, wird die analytische Arbeit nicht, wie befürchtet, verunmöglicht, sondern analog wie bei der Arbeit mit den Träumen, um unbewußtes Material bereichert. Allerdings ist natürlich mit dem Bildmaterial anders umzugehen als mit dem Traummaterial (siehe hierzu den Abschnitt "Der Alptraum").

Die Unterschiede zum klassischen Setting der Psychoanalyse sind eher technisch-methodologischer, nicht prinzipieller Natur. Es wird natürlich nicht auf der Couch liegend gemalt. Und die dyadische Übertragungssituation ist erweitert durch das dritte Objekt, das Bild. Das Bild tritt als Spiegel und "Schoß" dazwischen. Die psychoanalytische Kunsttherapie ist ein Paradebeispiel dafür, wie in einem zum "Agieren" stimulierenden Medium erfolgreich gearbeitet werden kann. Es geht hier um zwei unterschiedliche Formen des Agierens. Das in der Psychoanalyse verpönte Agieren, das vom Patienten mit der Absicht eingesetzt wird, einen peinlichen Diskurs zu vermeiden, abzulenken usw. ist zu unterscheiden von einem in kreativer Absicht begonnenen Agieren, bei dem gerade das Gegenteil, nämlich das spontane Ausdrücken unbewußter Gefühle gefördert werden soll. Das Gestalten tritt an die Stelle des Träumens, eine wesentliche Hilfe, wenn der Analysand seine Träume nicht erinnert.

Diese Vielschichtigkeit wird sichtbar im bildnerischen Produkt einer Gruppe. Das Thema einer Sitzung hieß: "Stellt Euch selbst als Tier dar." Der Körperbezug ist hier nicht mehr indirekte Bewegungstherapie oder Regression durchs Material, sondern Umsetzung der eigenen Triebkräfte in eine animalische Repräsentanz: ein Symbolbildungsprozeß, in dem auch die Frage der Nachbarschaft (Nähe) zu den anderen Gruppenteilnehmern auftaucht.

Die Regression, die therapeutisch als "im Dienste des Ich" stehend gesehen wird, kann durch das Setting (z.B. auf dem Boden, auf der Couch liegend) durchs Material oder durch das Thema, wie oben bereits dargestellt, angeregt und gesteuert werden. Hier wird sie durch Thema und den lebensgroßen Bildträger erzeugt. Die neurotische Neigung ist, frühe Situationen zwanghaft zu wiederholen, eine gegenwärtige Situation in ihren aktuellen Bezügen zu verkennen und Wahrnehmung von Realität zu verzerren. Die Therapie macht sich die Neigung zu regredieren zunutze, unter dem Terminus der "emotionell korrigierenden" Erfahrung, indem sie an diesem Nullpunkt mit ihren Interventionen ansetzt. (Wenn ein Mensch vor einem überlebensgroßen , monumentalen Format steht, fühlt er sich womöglich durch die schiere Größe in die Position eines Kindes versetzt. Wir begegnen diesem Prinzip im manipulativen Gebrauch architektonischer Gestaltung in totalitären Gesellschaften, deren Herrschaftsinteressen durch die Infantilisierung der Massen erhalten werden soll. Walter Benjamin verweist darauf, daß im Faschismus die Massen zwar zu ihrem Ausdruck (Paraden, Aufmärsche usw.) kamen, aber nicht zu ihrem Recht. Deshalb ist immer Vorsicht geboten bei der Ästhetik der Massen! Sie ist an der Stereotypie, am Kitsch und an der Postkartenfarbigkeit erkennbar. Hitler sagte, daß er kein Bild akzeptiere, auf dem nicht der Himmel blau sei. Eine problematische Reaktion auf die faschistoide Haltung mit ihrer Unterwerfung unter das Kollektiv ist die Vorstellung einer Individuation im Sinne dieses von C.G. Jung elaborierten Begriffs. Sie neigt wohl eher dazu, schizoide Pathologie im Soziokulturellen zu rechtfertigen und zu verdekken, als daß sie demokratische Kultur fördern könnte. Um in den Therapien die rechte Verantwortlichkeit zu entwickeln, müssen wir uns deshalb über den Charakter und die Folgen unserer Methoden genau im Klaren sein. Sich selbst als Kind zu spüren, bleibt oft vorbewußt. Es ist aber auch etwas anderes als blinde Anpassung ans Regressive. Erst das überwache Bewußtsein eines Picasso konnte die Erkenntnis in Worte fassen, daß er Jahrzehnte gebraucht habe, um wieder so zu werden wie ein Kind. In der Analyse bedeutet dies ein notwendiges Durchgangsstadium.

Ein anderes Beispiel war ein Gruppenbild, bei dem eine Teilnehmerin eine Zeitlang eine Lähmung der ganzen Gruppe bewirkte. Sie hatte den Bildträger, ein Packpapier zerstört, indem sie eine Schlange ausgeschnitten und an einen anderen Platz auf dem Papier versetzt hatte. Sie benutzte die Gruppe, um eine alte Geschichte zu wiederholen. Sie hat ein denkbar schlechtes Verhältnis zu ihren Eltern und erlebte die Teilnehmerin, die sich als Schlange dargestellt hatte, wie ihre Mutter. Sie befürchtet die Nähe dieser Frau. Sie selbst hat sich als "Höllenratte" dargestellt. In ihr hat sie ihre abgespaltenen Teile dargestellt, die inneren Objekte der Eltern. Die Ratte sieht gleichzeitig furchterregend und bedürftig aus, ist elend und kann sich kaum bewegen. In der Höllenratte zeigt sich die höllische Symbiose, in der sie unbewußt noch mit Vater und Mutter verbunden ist. Diese ist so unerträglich, daß sie reaktiv ihre Mutter siezt und seit Jahren zu den Eltern auf äußerste Distanz gegangen ist. Dies ständige Pendeln zwischen unbewußter Symbiose und beabsichtigter Trennung wiederholt sie später mit ihrem Mann und der Tochter in einem ewig sich hinziehenden Scheidungsprozeß. In den Sitzungen geht es häufig darum, diese abrupt abzubrechen, und zwar dann wenn durch eine einfühlsame Deutung des Therapeuten eine stärkere Nähe als bedrohlich erlebt wird. Ein Problem liegt darin, daß es schwierig ist, die Eltern zu differenzieren. Sie kann sich weder mit dem Vater noch mit der Mutter identifizieren und bleibt dadurch in einer Unsicherheit anderen Menschen gegenüber, die sie gegenwärtig nur mit unangemessener Aggressivität oder übertriebener Bescheidenheit beantworten kann. Dies ist ihr bewußt und sie leidet darunter.

Inzestuöse Schuldgefühle der Eltern übertragen sich auf das Kind in der Form, daß ihm ein Sprachverbot auferlegt wird, das über Jahrzehnte andauert. Bestimmte Worte mit sexuellem Inhalt können von ihr nicht ausgesprochen werden. Das Sprachverbot hatte eine merkwürdige körperliche Dimension. Die Klientin hatte mehrfach geäußert, daß sie nicht kotzen könne. Ich achtete nicht weiter darauf, da mir ein aktueller Anlaß fehlte. Eines Tages kriegte sie beim Anblick einer gerade fertig gestellten Zeichnung einen Erstickungsanfall. Ich forderte sie auf, auszukotzen, was immer sie auch herunter würge. Als sie dem Impuls nachgab, also die Richtung der Bewegung umdrehte, fing sie an zu lachen und spürte eine große Erleichterung. Sie strahlte und meinte, sie spüre eine selten erlebte Freude. Es war jahrelang ihre Sorge gewesen, sich nicht richtig freuen zu können. Jetzt hatte eine als "eklig" empfundene Zeichnung als Schrittmacher für einen körperlichen Reflex gedient: sie konnte symbolisch das ihr auferlegte Sprachverbot durch-brechen und er-brechen.

Die eingangs von mir erwähnte Transposition einer Spannung von einem Medium ins andere hatte hier wieder eine entlastende, lockernde Wirkung gezeitigt, diesmal in Richtung auf eine, die seelische Konfliktlösung vorbereitende, körperliche Lösung. Das verdrängte Ereignis ist zu diesem Zeitpunkt noch nicht wieder erinnert worden. Das Ich noch nicht stark genug. Aber mit größerer Gelassenheit kann jetzt auf der sprachlichen Ebene weiter gearbeitet werden. Es kommen jetzt auch öfters Worte aus der Leibsphäre über die Lippen.

Für mich ist es sehr wichtig, meine eigene Angst vor dem physischen Durchbruch anzuschauen und zu lernen, sie anzunehmen. Lehrreich nicht zuletzt im Hinblick auf eine Dogmatik der Methodenreinheit. Sie ist für den Lernenden anfänglich notwendig, um die besonderen Wirkweisen seines Mediums kennenlernen zu können. Diese Methodenreinheit kann aber zum undurchschauten Widerstand werden, vor allem dann, wenn das Medium vom Therapeuten narzißtisch besetzt ist. Ein Maler kann sich so auf sein Medium versteifen, daß er die Schrittmacherfunktion desselben verkennt, auch und gerade in der eigenen Arbeit. Er lebt und verliert sich möglicherweise im Werk und sein Leben gerät zu einem Flop, was bei vielen ganz Großen passierte, z.B. bei Van Gogh. Der Therapeut tut gut daran, durchlässig zu werden und zu lernen mit dem umzugehen, was ich die "Beziehungsenergie" nenne. (Wie die bekannte Münchener Analytikerin, die im entscheidenden Augenblick das Dogma der Abstinenz sausen ließ und die unansprechbare Patientin anfaßte, die sich unter der Decke verkrochen hatte und nur noch ihre Hand heraushängen ließ.)

Mit Abgrenzung meine ich, daß es wichtig ist, sich zu jedem Zeitpunkt darüber im Klaren zu sein, auf welcher Ebene die Arbeit stattfindet und welche unbewußten Widerstände, die auch solche des Therapeuten sein können, sich einschleichen. Nur zu sprechen, kann ein Widerstand gegen das Ausdrücken von Gefühlen und eine unbewußte Verstärkung des Sprachverbots, ein Abwehrmechanismus der Intellektualisierung sein.

Als Fazit möchte ich bemerken, daß sich bei meiner Arbeit der Eindruck erhärtet hat, daß sich die Kunsttherapie als Bindeglied zwischen den beiden Formen der Arbeit, der sprachlichen und der körperlichen, erwiesen hat. Das Bild drängt zum Wort und die Sprache vermag unverständlichen Strukturen erst den Sinn zu verleihen, wobei bestimmte Gefühle erst durch die Gestaltung zu ihrem Ausdruck finden und Sprachhemmungen unterlaufen werden können. Am anderen Ende des Spektrums kann das Gestalten eine Öffnung zum Körper-Spüren bewirken und ein entspannteres Verhältnis zum Erleben des eigenen und der Nähe des Körpers des anderen anbahnen. Die Abgrenzung ergibt sich immer aus dem persönlichen Stil des Therapeuten.

Im letzten Abschnitt, der über das Verhältnis von Bild zu Wort handelt, möchte ich von der Zeichnung eines Jugendlichen sprechen. Nach einem geleiteten Tagtraum entstand ein Bild, in dem auf der linken Seite etwas steht, das wie ein Sarg aussieht und zur Stimmung des ganzen Bildes paßt. Bei der Besprechung ergab es sich, daß in seiner Familie ein Trauerfall statt gefunden hatte und er sich davon noch sehr stark betroffen fühlte. Tatsächlich hatte er nicht darüber sprechen wollen. Im Bild hatte er einen zur Inneneinrichtung gehörigen Kamin darstellen wollen. Er war ihm zur Sargform geraten. Nicht oft begegnen wir solch anschaulichen Bildern, in denen der Mechanismus der Verschiebung so anschaulich wird. Die nicht gelebte Trauer setzt sich in der Gestaltung derart durch, daß aus dem Kachelofen ein Symbol der Trauer wird, die sich stimmungsmäßig über das ganze Bild legt. Das Ausdrücken von Schmerz und Trauer ist, vor allem bei Männern, noch stärker verpönt als das von Aggressionen. "Die Unfähigkeit zu trauern", wie der berühmte Buchtitel von Alexander Mitscherlich lautet, ist nur die Spitze vom Eisberg einer generellen Unfähigkeit, alle möglichen Gefühle nicht leben zu können. Dies mit dem Ergebnis, daß immer mehr Krankheiten durch unterdrückte Gefühle entstehen. Die Ausdrucks- oder Sprachlosigkeit hat ihr Pendant in der Verdrängung der Gefühle. Aber ganz lassen sie sich nicht verdrängen und dies äußert sich dann in einer kleinen motorischen Störung, in der Unfähigkeit, genau das darzustellen, was das kontrollierende Über-Ich eigentlich wollte: die realistische Abbildung des unverfänglichen Kamins. Bei dem Satz "Rot ist eiskalt" ist die Störung direkt in die semantische Struktur als Verstoß gegen die anerkannte Farbpsychologie gerutscht. Bei der ekligen Zeichnung, die das Kotzgefühl provoziert, ist das starke Gefühl, das sich unbewußt auf die Mutter bezieht, verschoben und tritt als Ekel gegen das eigene Produkt auf. Die Verschiebungen, Verdrängungen und Projektionen, die von der Psychopathologie als "abnorme Erlebnisform" diagnostiziert werden, haben eines gemeinsam: sie drängen zum sprachlichen Ausdruck. Und die

Sprache ist das einzige, das man nicht gut mit sich alleine machen kann, es bedarf des Austauschs, der Kommunikation. Ein Bild male ich zunächst für mich selbst, hingegen ist das Selbstgespräch schon eher anrüchig. Mit der Kommunikation der Rede, mit dem Diskurs setzt ein wesentliches Moment der Heilung, das Mit-teilen ein.

Welche Rolle spielt nun das Bild bei diesem Mit-teilen, teilen oder, im Englischen, beim "sharing"? Das Bild ist ja Mitteilung und Produkt in einem. Der Therapeut ist immer zuerst an den Mitteilungen interessiert, an den quasi-sprachlichen Inhalten und an dem non-verbalen Prozeß, an dem teilzuhaben ihm einiges über die Klienten vermittelt, das sonst schwer, wenn überhaupt zu haben ist. Es ist ein "feeling": indem das Auge die bildnerischen Spuren abtastet, überträgt sich der Spannungszustand vom einen auf den anderen in einer spezifischen, schwer in Worten zu beschreibenden Weise. Die Kompetenz des Kunsttherapeuten besteht darin, wie ein Künstler oder Kunstkenner zwischen Stereotyp und echtem Ausdruck, zwischen Kitsch und Kunst unterscheiden zu können. In der Therapie kristallisiert sich der echte Ausdruck als Produkt, ohne jedoch bereits einen Kunstanspruch zu haben. Eine Teilnehmerin äußerte neulich, das Bild interessiere sie nicht, sie könne nichts damit anfangen. Sie interessiere nur das Machen, das Herstellen. Andere wiederum sind sehr am Produkt interessiert, nehmen die Arbeiten mit und hängen sie zu hause auf, wie andere das nur mit den Arbeiten von Kindern tun. Die ästhetische Qualität von Bildern, so sie überhaupt auftritt, wird häufig gar nicht erkannt. Die Arbeit des Kunsttherapeuten liegt dann darin, sich mit dem verborgenen Künstler zu verbinden, ihn freizusetzen, um über den Umweg der künstlerischen Identifikation eine Lockerung der Ich-Grenzen zu erreichen. Das heißt in anderen Worten "künstlerisch" = gesund. (Ich verweise hier auf den Text von Siegfried Neumann in Heft 11 von "Kunst & Therapie" "Ist in der komplexen Gesellschaft der Neuzeit Gesundheit möglich?") Denn üblicherweise heißt es, daß sich der Therapeut mit den gesunden Anteilen des Patienten verbündet. Von der Anti-Ästhetik her bietet die moderne Kunst wohl eine einzigartige Möglichkeit, über-ich-hafte Normen im Gestaltungsprozeß zu relativieren. Der seit dem Tachismus gewohnte und gelockerte Umgang mit Flecken und mit Flüssigem, hat eine logische Entsprechung in der regressiven Arbeit mit Fingerfarben und Ton. Die Reaktualisierung der analen Phase und ihrer Erlebnisweisen setzt beim Therapeuten ein eigenes Wissen und die erfolgreiche Bearbeitung an deren Themen voraus. Dann erst kann er angstfrei und einfühlsam auf die Gestaltungen eingehen, die beim Klienten zunächst die alten, verinnerlichten Pfui-Verbote wachruft. Wenn wir uns vergegenwärtigen, daß die Psychoanalyse es fertig gebracht hat, diese Phase und deren Körperschema, das Scheißen, mit den höchsten Produkten unserer Kultur in einen Zusammenhang zu bringen, dann kann ermessen werden, über welch breites Assoziationsspektrum der analytische Kunsttherapeut verfügen können muß. Denn meistens drängen sich die Zusammenhänge nicht so plakativ auf, wie im Kamin-Sarg-Beispiel.

Schauen wir uns die Mona Lisa an, dann enthüllt sich das Geheimnis des Lächelns erst beim Mitschauen des Hintergrundes, dieser unwirtlich kalten Alpenlandschaft, und einige mögen daraus die problematische Mutterbeziehung Lionardos ableiten. Sowohl Freud, als auch Erich Neumann haben sich an diesem "Fall" versucht und eine ganze Reihe anderer (Leuner z.B.).

Einige von Ihnen erinnern sich vielleicht noch an die sehr verbreitete Fotografie aus dem Vietnamkrieg, auf der ein Erschossener in dem Augenblick festgehalten wird, als die Kugel auftraf. Dieses seltene Bild mit außerordentlicher Signalwirkung ist exemplarisch für die Überflutung unserer Bildwelt mit der zu erwartenden Wirkung von Abstumpfung. Der zunehmenden Bilderinflation entspricht ein wachsendes Sprach- und Denkverbot allen Impulsen gegenüber, die Einhalt gebieten möchten. Der letzte Bereich, in dem noch persönliche Betroffenheit und Bewußtwerdung erhalten bleibt, ist der intime einer Psychotherapie, in der es ums Erinnern des Eigenen geht. Erst aus diesem schmerzvollen Prozeß kann brennpunktartig die Nachreifung entstehen, die auch über die fragwürdige Innerlichkeit der Ein-Personen-Psychologie hinausgeht. Die Unwirtlichkeit, die Lionardos Mutterbeziehung kennzeichnet, ist vorwegnehmendes Stigma der modernen Gesellschaft und zur unbewußten Selbstverständlichkeit geworden. In ihrem äußeren Reichtum vermag sie keine Antwort mehr zu geben auf das Graffiti der Münchener Jugendlichen, die den Satz "Wo sollen wir hausen in Neuhausen?" auf eine Mauer gesprüht haben. Die Ästhetik der Punks produziert hellsichtig und einfach jene unsublimierten schroffen und stereotypen Ecken und Kanten, die da Vinci in die Klippen seiner Hintergrundlandschaft integriert hat: der Mangel tritt in den Vordergrund. Im Mittelpunkt wird er unübersehbar. Was bei Mona Lisa bedrohlich knurrt, bricht heute unüberhörbar in unsublimiertem Gebell aus, das sich in Erstarrung und Ritual gleich wieder zurücknimmt: übrig bleibt das Delikt, die Sachbeschädigung. Das ist der Rest, der in den Medien vermittelt wird.

Wenn wir in der "Tiefenperson" bei Lionardos Mona Lisa -etwa in der eher unbewußten Relation zwischen "unwirtlicher Alpenlandschaft" und dem Lächeln der Figur - also zwischen spürbarem Ausdruck des Hintergrundes und dem körpersprachlichen Signal "Lächeln", das widersprüchlich erlebt wird, die Spannung erkennen können, so gibt es in der Kunsttherapie Analogien und Methoden, um dieser "Tiefenperson" unserer Klienten zum Auftauchen zu verhelfen.

Beim blinden Zeichnen wird die visuelle Kontrolle des Zeichners ausgeschaltet. D.h. jeder, sich in der hilflosen Identifikation mit normierten Zeichenkodes manifestierende Widerstand wird durch dieses einfache Mittel umgangen und wir erhalten immer, wenn nicht gemogelt wird, echte Zeichnungen der Tiefenperson, die aus diesem Grund auch immer hochästhetisch wirken. In ihnen kommen Wahrheit und Schönheit vorübergehend zur Deckung. Natürlich erhalten wir in der Regel keinen Hintergrund, der wie im Vexierbild durch Umkippen plötzlich eine neue Bedeutung enthüllt. Dieser Grenzfall tritt nicht ein. Aber es entstehen Verhältnisse von Figur/Grund die in ihrer Wortlosigkeit wirken. Die Figur, das Gemeinte zeigt die inneren Spannungen, die als subjektives Körpergefühl den Unterschied zwischen linker und rechter, oberer und unterer Körperhälfte und den ihnen zugeordneten Lebensbereichen ausmachen. Der Platz, den die Figur einnimmt, sagt alles aus, über die Art, sich Raum zu nehmen und irgendwo, wo die Enden der Umrißlinie nicht zusammenfinden, kündet der Bruch in der Tiefenperson sich an, wird der Zusammenhang von Figur/Grund durch die Öffnung, die auch einen Mangel darstellt, sichtbar. Für den ästhetischen Laien ist es schwerer verständlich, daß und wie der Ausdruck der Flächenverhältnisse von Bild/Grund etwas über einen inneren rhythmischen Rapport aussagen kann. Er ist ähnlich zu lesen wie späte Figurationen von Henri Matisse, als dieser begann, jahrzehntelange Kontrolle loszulassen und neue Räume künstlerischer Freiheit zu erschließen.

Mit dem Sichtbarwerden der "Tiefenperson" in der Blindzeichnung ist ein erster Schritt zur visualisierten Selbsterkenntnis getan. Die Deformation zwingt den Betrachter, den Hintergrund "mitzulesen". Da dieser keine Gegenstände oder Symbole enthält, wirkt er wortlos, ähnlich wie in der Musik durch die Pause. Er ist nicht gestaltlos, da er seinerseits durch die Figur begrenzt ist. Es ist so wie bei der zenbuddhistischen Frage: "Wer bewegt wen? Der Wind die Blätter oder die Blätter den Wind?" Den Hintergrund kann ich nicht mehr deuten oder interpretieren. Es kann nur noch die Frage gestellt werden: "Was macht das mit Dir? Mit mir?" Ich kann mein Gefühl, meine Reaktion anschauen und mit denen der anderen austauschen. Und an irgendeinem Punkt, an dem des künstlerischen Ereignisses, hört dann auch die Psychologie im Sinne einer linear-logischen Vernunft auf. Die Vernunft, die dann in Kraft tritt, ist eine analoge. Sie verwickelt sich nicht in Widersprüche, da der Wider-Spruch vom Sprechen kommt.

"Der Teufel steckt im Detail", man könnte auch sagen, die "Tiefenperson wird erst an der Bruchstelle sichtbar". Das heißt, der Ort, an dem die Abgrenzung nicht aufgeht, wo die sichtbare Linie endet, steht symbolisch für den unbewußten Konflikt. Diese Tiefenperson, identisch vielleicht mit den Zügen des "Selbst", ist so sachlich wie das Wörtchen "Selbst". Dieses Neutrum, die dritte Person, zeigt sich als ebenso ungeschlechtliche Zeichnung, bei der nur noch die freudianische Gesinnung den Urheber abmahnt, das Geschlecht in einem Kringel anzudeuten. Meist unterbleibt es. Das Unbewußte hält sich für ebenso ungeschlechtlich wie unsterblich. Ein Verweis auf die transpersonale Psychologie.

Methodisch zu diskutieren wäre, inweiweit es sich bei der Blindzeichnung um eine Regression im herkömmlichen Sinne handelt. Ich versehe dies mit einem Fragezeichen. Interessant ist, daß die Lockerung, die wir anstreben, hier durch ein direktives Verfahren erleichtert wird. Das Mitfließen mit der Energie des Klienten bringt nicht automatisch unbewußtes Material hervor. Normalerweise verkommen die Gestaltungen von Neurotikern im Schrott visualisierten Widerstands. So wie der small talk die Herrschaft unbewußter kollektiver Widerstände auf der Sprachebene stabilisiert, so sichert der Kitsch der durchs Auge kontrollierten Abbildung die Herrschaft des Über-Ichs auf der Bildebene.

Cézanne hat als erster den Hintergrund auf die Höhe der bewußten Wahrnehmung gehoben, indem er ihn auf die gleiche Weise malt wie die Figur. Die stoffliche Entsprechung von Glas und Leintuch ist die gleiche. Da die Gegenstände im Malmaterial entstofflicht und allgemein geworden sind, muß der Bruch im Bild auf eine andere Ebene verschoben werden. Dies geschieht in der Darstellung des Raums. Es war unter anderem die Voraussetzung für den Kubismus. Der Künstler exerziert vor, was auf analytischer Ebene angestrebt wird. Die Verdrängung von was auch immer entspricht dem Bruch im Kunstwerk. Bei Lionardo ist dies abgespalten worden in die Dualität von Figur/Grund, unsichtbar geworden: klassische Verdrängung. Bei Cézanne, zu Beginn der Moderne, erscheint der für den Traum typische Bruch symbolisiert durch den Bruch in der Bildebene; die

Tischkante ist bei einem Stilleben links und rechts nicht mehr in der gleichen Höhe. In der Analyse steht der Bruch am Punkt der Verdrängung. Bevor sich die Neurose auflösen kann, muß das Verdrängte durch sinnfälliges Erinnern bewußtseinsfähig, erinnert und mit den dazu passenden Gefühlen verbunden worden sein. In der Unvollständigkeit der blinden Selbstsilhouette kann jeder unmittelbar den Bruch der eigenen Figur ablesen. Beim einen ist es am Schädel, beim anderen zwischen den Beinen.

Ich berichte von zwei blinden Körperbildern, die bei den Betroffenen starke Reaktionen auslösten. Eine sehr zwanghafte Künstlerin war völlig perplex über die Ausdrucksstärke ihrer Zeichnung. Sie hatte eine solche Zeichnung noch nie gefertigt. Es bedurfte keiner weiteren Erklärung, um ihr den Sinn dieser Übung zu erklären. Das Ergebnis hatte weit über ihre Erwartungen hinaus eine Perspektive für ihre künftige Arbeit erschlossen. Eine andere Teilnehmerin erhielt die Diagnose eines Brustkrebses zwei Monate nachdem sie in einem blinden Körperbild eine für sie damals unverständliche Verknotung gezeichnet hatte.

Ergänzung:

Die "Gestalt" der Mona Lisa ist in der Tat recht schwer zu verstehen. Sie ist im Sinne einer gefühlsmäßigen Relation von Figur/Grund nicht evident. Die Leute, die vorgeben, die Mona Lisa zu verstehen, reagieren nur im Vorfeld zwischen abbildendem Vorurteil und Reaktion auf den Grund. Möglicherweise ist das ganze Mißverständnis der abendländischen Kunst von Renaissance bis Klassizismus auf eine derartige einseitige Sehgewohnheit zurückzuführen. Das Bild vom "blinden Seher" (auch ein Schamane), ist ein Gleichnis, das den Gegenpol dieser visuellen Blindheit kontrollierenden Sehens zeigt.

In diesem Sinne müßte der gute Kunsttherapeut auf doppelte Weise "blind" sein: einmal gegenüber ästhetischen Normen und blind gegenüber Abbildern.

Die Rückverwandlung des Symptoms in ein Symbol

BEITRAG ZU EINEM DISKURS ÜBER PSYCHOSOMATIK
Dafür besonders gut geeignet: die Farben Rot, Schwarz und Gelb

In der Verhaltenstherapie könnte die Durchführung eines Rituals eine analoge Funktion erfüllen. Wenn Therapeuten aller Richtungen von der Wichtigkeit des "Miteinander-Sprechens" reden, dann ist damit natürlich eine besondere Art des Sprechens gemeint. Ich sage, es ist ein symbolisches oder Symbol bildendes Sprechen. Dazu ist meistens Hilfe nötig. Wenn, wie im Falle von Katharina (Abschnitt "Kunst in der Klinik") die Mutter das Ver-Sprechen abnimmt, niemand solle über ihren Krebs sprechen, dann ist das nicht nur ein Sprachverbot, es ist das Verbot, autonom Symbole bilden zu dürfen. Es ist der Entzug der Basis für Reflexion. Dadurch, daß ein Symbol sehr viel bedeuten kann, hat es einen unersetzlichen Wert für den Prozeß der Individuation. Es ist Voraussetzung dafür. Es vereint Negativität und Positivität in sich.

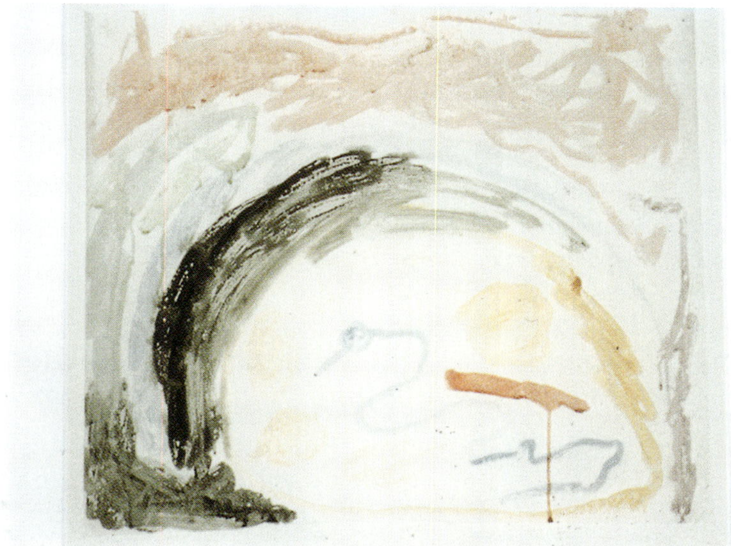

Abb. 2 "Drache"

Das sechsjährige Mädchen, das den roten Strich als "Drachen" bezeichnet hat, kennt unbewußt die Funktion des Symbols, auch wenn es das äußere Bild des Drachen nicht wiedergeben kann. Es wird so sein, daß der Drachen als ein mythisches Wesen, dem Kind nicht begreiflich ist, aber es wird trotzdem dem Wort "Drachen" eine erhöhte Bedeutung beimessen, indem es ihm die dynamischste Farbe (Rot) zuordnet. Gleichzeitig wird dem Drachen als nicht existentem Tier in einer eher kurzen, wegwerfenden Bewegung, die am wenigsten bewegte Geste zugeordnet. Im Bild ist von der Form her der Drache so wenig existent, wie er es als reales Wesen ist. Seine symbolische Bedeutung ist aber sehr groß, deshalb der starke Gefühlsausdruck durch das Rot.[2]

Das Symbol des Drachen ist ein überaus reales Symbol für seelisches Geschehen. Das spürt das Kind und drückt es auf diese unvorhergesehene, aber letztlich überaus plausible Weise aus. Es ist ein idiografischer Glücksfall sondergleichen. Es geschieht nicht oft, daß ein Symbol so in einer von durch äußeren Konsens über das Aussehen eines Objektes abweichenden vereinfachten Form dargestellt wird. Die Hilfe ist die des Nicht-Wissens des Kindes. Es ist so ähnlich wie im Marionettentheater von Kleist: das Anfängerbewußtsein spiegelt das gesamte Bewußtsein der Realität, dem man sich erst zum Abschluß aller Reflexion wiederannähert.

Mit der simplen Aussage, daß der Drache ein roter Strich ist, kann niemand etwas anfangen. Hingegen zwingt uns dieses Phänomen, uns mit der Lebensgeschichte dieses noch jungen Menschen zu beschäftigen, welche Ereignisse sich mit dem Symbol Drachen verbinden lassen, welche Ereignisse ein seelisches Symptom verursachen und zur Entlastung das Symbol "Drache" benötigen. Möglicherweise sind die Erlebnisse so ungreifbar, wie das der Drache ist. Trotzdem werden sie so stark erlebt, wie das die Farbe Rot symbolisiert.

Soweit zur Spekulation über das individuelle Erleben.

Was gibt es für kollektive Assoziationen zum Drachen? C.G.Jung führt aus:

"Der Drache ist als solcher ein Monstrum, das heißt ein Symbol gemischt aus dem chthonischen Prinzip der Schlange und dem Luftprinzip des Vogels....Der Drache ist wohl das älteste figürliche Symbol der Alchemie...Er erscheint als Ouroboros (Schwanzfresser) im Codex Marcianus, der ins 10./11. Jahrhundert gehört... Die Alchemisten wiederholen immer wieder, daß das "opus" aus *einer* Sache hervorgehe und zum *Einen* wieder zurückführe. Also gewissermaßen ein Kreislauf sei, wie ein

Drache, der sich in den Schwanz beißt ..."(C.G.Jung Grundwerk Bd. 6, S. 69 ff)

Die therapeutische Annahme ist die, daß die Rückverwandlung des Symbols in das Symptom eine der Voraussetzungen für Heilung schafft. Im Falle des Drachen schafft es das geheimnisvolle Symbol, daß der reflektierte Therapeut einen Dialog mit dem Kind beginnt. Und, nach vierzigjährigem Sprachverbot schafft es das Gestalten von Bildsymbolen, daß sich die Zunge in einer Lähmung löst und, nach einer Heilung, Poesie möglich wird (im Bericht Katharinas über sich selbst).

Das sekundäre Bild und die Grundstruktur

Es handelt sich um eine wichtige Differenzierung, die sowohl Vorstellungsbilder, also innere Bilder als auch real gestaltete, äußere Bilder betrifft und folglich bei der kunsttherapeutischen Arbeit beachtet werden muß.

Um den Unterschied zu veranschaulichen, fällt mir eine Situation aus einer Supervision ein. Eine Kollegin kam sehr beunruhigt in die Gruppensupervision. Sie hatte in einer Sitzung mit einem jungen Patienten, mit dem sie sonst sehr gut zurecht kam, ein sie sehr verunsicherndes Gespräch gehabt. Es ging um die Beziehung zur Mutter und der Mann sagte, daß er eine "gebremste Geburt" gewesen sei. Er sei nach der Darstellung seiner Mutter bereits mit dem Kopf draußen gewesen, da habe die Hebamme den Kopf festgehalten, um die Mutter erst in den Kreissaal zu führen. Die Kollegin meinte daraufhin, daß es sehr merkwürdig sei, daß er ihr dies erst jetzt, nachdem sie schon seit zwei Jahren zusammenarbeiteten, erzähle. Er protestierte und sagte, daß er darüber schon ganz am Anfang gesprochen hätte und daß sie auch darauf eingegangen sei und gedeutet hätte. Sie hätte gemeint, daß es sehr verständlich sei, daß er auf der Autobahn einen Unfall gehabt hätte, wo er nicht auf die Bremse getreten sei und daß er von seinen Rollschuhen die Bremse abmontiert hätte. Daß er die Situation immer wiederhole und es sich um einen Ambivalenzkonflikt handele, sich nicht von seiner Mutter oder anderen wichtigen Bezugspersonen lösen zu können, immer zu Hause zu leben. Er könne dies beschwören, auch daß in der Stunde bereits ausführlich daran gearbeitet worden sei. Sie ihrerseits meinte, das müsse er sich einbilden. Etwas derart Gravierendes kann sie nicht einfach vergessen haben. Sie habe ein hervorragendes Gedächtnis auch für vermeintlich Nebensächliches. Sie ließ es darauf beruhen und beschloß, sich in der Supervision Hilfe zu holen.

Bei der Supervision stellte sich nach längerem Hin und Her heraus, daß sie selbst mit einem Kaiserschnitt zur Welt gelangt war. Sie verstand zunächst nicht, was das mit der Spätgeburt des Patienten zu tun haben sollte. Aber auch sie hatte es schwer gehabt, sich von der Mutter zu lösen. Es handelte sich also um zwei im Äußerlichen unterschiedene Bilder: die gebremste Geburt und der Kaiserschnitt. Aber die Grundstruktur war in beiden Fällen die gleiche: die Mutter oder im anderen Falle die Hebamme wollte das Kind nicht hergeben, bezw. bremsen. Diese Grundstruktur und die damit zusammenhängenden noch nicht bearbeiteten Gefühle hatten zu der Gegenübertragung geführt: die Kollegin hatte das Thema verdrängt, weil alles oder zumindest wichtige Teile desselben in ihrer eigenen Analyse nie zum Thema geworden waren. Der unbewußte Wunsch beider Mütter war in der Grundstruktur vergleichbar: das Kind nicht herzugeben oder vorzeitig loszulassen. Tatsächlich klagte der Mann über vorzeitigen Samenerguß. In der unbewußten Identifikation mit der Mutter, macht sich das Kind auch die Wünsche der Mutter zu eigen. Dies kann sich später im vorzeitigen Samenerguß oder in einer unverständlichen Unmöglichkeit, bei der Suche nach einer eigenen Wohnung und der Ablösung von der Mutter erfolgreich zu sein, zeigen.

Bei der Kollegin hatte sich die Erfahrung des Kaiserschnitts darin ausgedrückt, daß sie in ihren Bildern unwirtliche, bodenlose - und Räume ohne Außenwände gestaltete. Es fehlte ihr die Erfahrung des Durchgangs durch den Geburtskanal und des damit zusammenhängenden, körperlichen Kontaktes mit der Mutter. Die daraus resultierenden Schwierigkeiten konstituieren ihren Charakter und die Abwehr. Ihre Bilder sind ganz anders als die des Patienten. Aber die Grundstruktur, die durch den Wunsch der Mutter gebildet wird, ist vergleichbar. Unbewußt war sie in Kontakt mit der gemeinsamen Grundstruktur, den identischen unbewußten Wünschen der Mütter gekommen. Die Gegenübertragungsreaktion hat sie den Bericht des Patienten verdrängen lassen.

Peter Rech spricht in seinem Text über die Wirksamkeit der Malerei (siehe Literatur im Anhang*) in anderen Worten:

"Die Vorstellungen der Menschen gehen tausendfältig von prähistorischen Mustern aus, die als daseinsmäßige Ereignisse die Verfassung aller Menschen bedrängen; ihnen wird durch den Verlust der ersten Bezugsperson (im Regelfall die Mutter) ein diesem Erlebnis entsprechend individueller 'Stempel' aufgedrückt, der durch ihre Anwesenheit weniger verdrängt wird als 'eingeschrieben' bleibt: die im Leben hinzukommenden Erinnerungen betreffen also immer wieder auch dieses eine 'bestimmte' Erlebnis.

Das Beispiel bedeutet für die Bildanalyse, daß es verfänglich sein kann, sich an äußeren "Merkmalen", welches die sekundären inneren oder äußeren Bild-Zeichen sind, fest zu machen. Erst wenn bei den Bildern die tiefere symbolische Einbettung analysiert wird und gleichzeitig primäre Objekte aufzutauchen beginnen, zur Besprechung gelangen, wird ein Fortgang in der Arbeit spürbar. Im Gegensatz zur klassischen Analyse, in der Übertragung und Widerstand nur in der Zweierbeziehung bearbeitet werden, tritt im kunsttherapeutischen Setting als "Drittes" der materialisierte "Schoß" *) (siehe hierzu A. Ehrenzweig) des Bildes hinzu. Dies ist etwas anderes als die Bilderwelt der Träume, die, trotz des Berichtes, für immer getrennt in den Köpfen der Beteiligten verbleibt und Anlaß für ungezählte Projektionen sein kann. (Das bereits zitierte Beispiel des Analytikers, der die Automarke aus dem Traum des Patienten vergessen/verdrängt hatte und von einem Mercedes sprach, wo es in Wirklichkeit um einen Trabbi ging. Später kaufte sich der Patient einen Rolls Royce). Dies ist der Grund, warum die Analyse eines Bildes, das wir sinnlich mit dem Betrachter teilen können, etwas anderes als die des Traumes ist. Allerdings, und darauf möchte ich bestehen, ist die Bildanalyse auch erst dann etwas wert, wenn sie zur Symboldeutung und zu den wichtigen Bezugspersonen vorstößt.

In anderen Worten: die Malaktion in Gruppe oder einzeln läuft primärprozeßhaft ab. Der Gestaltungsprozeß ist weitgehend dem bewußten Handeln entzogen. (Rech spricht von der Malerei als einer "intermediären Sprache, die sowohl die Entgrenzung des Unbewußten wie die Steigerung der Gefühle umfaßt.") Dadurch kann das Ergebnis als "unbewußtes Material" definiert werden. Dieses Material erschließt sich aber nicht automatisch. Es bedarf des erfahrenen Therapeuten, um im Gespräch Strukturen der Gestaltung so zu nutzen, daß das Gespräch auf lebensgeschichtlich belangvolle Themen kommt. Dies ist in der unmittelbaren Folge einer Bildaktion leichter als sonst. Der Patient oder Analysand ist in einem gelösteren Ich-Zustand und schneller bereit, Widerstände aufzugeben. Wenn eine Erinnerung auftaucht, die besonders wichtig ist, bekommt man oft zu hören "Das habe ich ja immer gewußt, nie verdrängt." Oder "Muß ich da noch einmal dran? Ich bin es müde!" Der entscheidende Schritt kommt aber, wenn das dazugehörige Gefühl, das in früheren Analysen nicht ausgedrückt wurde, jetzt im Medium des anderen Mediums Form gewinnt.

Trauer und Wut tauchen als starke Farben auf. Es geht ganz leicht. Und dann bedarf es nur des Hinweises, daß es ja selbst gewählte Farben sind, also Eigenes. Und daß es sich um Gefühle handelt, die man unter Alltagsbedingungen weit von sich gewiesen hätte. Und mit dieser Bewußtwerdung geschieht eine Reintegration der abgespaltenen Gefühle. Ein Vorgang, der in der Analyse als "Einsicht" bezeichnet wird. Es ist ein Vorgang, der die gesamte Person ergreift. Es ist nicht so, als würde man den "Kopf verlieren", wie einige Körperscharlatane meinen. Alles ist beteiligt, bis zur letzten Faser von Leib und Seele. Die Erschütterung des Zwerchfells beim Trauern ist genau jene Hydraulik, welche die Körperhälften, oben und unten, wieder vereinigt.

Beim Rückblick zeigt sich, daß nichts, was an der Oberfläche des Bildes (Vorstellungsbild und gemaltes Bild) zu erkennen war, mit dem Thema, das anschließend zum Gespräch kam, zu tun zu haben schien. Erst das analytische Gespräch öffnet die Tiefe, die allerdings ohne die vorausgegangene Bildaktion nicht denkbar ist. Dies ist eine Erfahrung, die schwer in Worten zu vermitteln ist. Man muß selbst durch. Man kriegt dadurch auch eine merkwürdige Distanz zur ästhetischen Haut eines Bildes. Man versteht plötzlich, warum es so schwer ist, echte Kunst zu verstehen. Die anfängliche Bewertung, das ästhetische Erlebnis, aber auch das Gespür für einen "giftigen Farbklang" bedeuten plötzlich nichts mehr, es könnte sich auch um das Parfüm einer fremden Mutter (Rech) handeln. Plötzlich ist man mit einer Materialisation konfrontiert, die in ihrem räumlichen Charakter relativiert erscheint. Sie hat durch die Lebensgeschichte, in die sie eingebettet ist, ein Vorher und ein Nachher. Sie entwickelt eine Zeitstruktur. Deshalb sprechen Kunsttherapeuten von einem Prozeß. Dieser ist nie abgeschlossen oder abschließbar. Deshalb ist er auch dem Begriff von der "unendlichen Analyse" kongenial.

Zusammenfassung

Es wird versucht, der bildgestaltenden Funktion einen Stellenwert im psychoanalytisch orientierten Prozeß zuzuweisen. Der Verfasser insistiert hierbei auf die Notwendigkeit des Gesprächs, das Themen der Objektbeziehungen aufgreift. Als Schrittmacher hat das Malen hierbei aber eine unersetzliche Funktion: wenn es gelingt, den Widerstand unverbindlicher Abstraktion zu überwinden, hilft die Bildanalyse bei der Differenzierung der Objekte. Man könnte an dieser Stelle folgende Schritte annehmen:

Das Bild ist wie ein Übergangsobjekt, das die therapeutische Beziehung positiv beeinflußt.

Das Bild wirkt wie ein Schrittmacher, indem es durch seinen primärprozeßhaften Charakter Ich-Grenzen lockert. Dies gelingt beim Malen besser, da es geschehen kann, ohne die therapeutische Beziehung zu bedrohen.

Das Bild wirkt wie ein "Schoß" (A. Ehrenzweig), indem es abgespaltene Teile aufnimmt, die bei einer Reintegration zur "ganzen Person" zur Verfügung stehen.

Das Bild vermittelt die Erfahrung selbstbestimmten Handelns. Dies stärkt das Ich.

*Der Symbolcharakter des Bildes erlaubt spielerisch Probedenken und Probehandeln.(P. Schauwecker nennt dies, etwas differenzierter: " ...einen Aspekt des Übergangsobjektes (Winnicott, Benedetti) (betrachten), an dem und in dem der Klient in einer symbolischen Weise Handlungen ausführt, die in der Realität drastischere Folgen haben würden...." *)*

Es wird mit Sicherheit so sein, daß bei dieser Aufzählung eine Reihe von Aspekten übergangen wurden. Ich möchte mich aber vorerst im Interesse der Vermittlung für die Praxis relevanter Aspekte auf diese Punkte beschränken.

II. DIE FARBIGKEIT DER KUNSTTHERAPIE

Rotkäppchen im Schwarzweißfilm

Es handelt sich um ein Gedächtnisprotokoll, bei dem hängen blieb, daß am Ende von drei Besprechungen dieser Satz fiel: „......es ist Rotkäppchen in einem Schwarzweißfilm....“. Die Absurdität, daß in einem nicht farbigen Film die Heroine durch ihre farbige Kopftracht charakterisiert ist, die Farbe aber nicht erscheint. Es geht um die augenfällige Erkenntnis, daß unter bestimmten Umständen ein Medium eine wesentliche Eigenschaft nicht transportieren kann. Wie oft geschieht dies, ohne daß wir es bemerken?

Rotkäppchen ist für mich beim Verfassen des Textes das Bild für die reale Erfahrung, die ich in meiner täglichen Praxis habe und die ich gerne dem Leser in seiner Lebendig- und Farbigkeit vermitteln würde. Und dann entsteht der Text in seiner Linearität mit seinen Zwängen zur Kausalität. Und plötzlich ist es nicht nur so, daß das Rot verschwindet, weil der Text wie ein Schwarzweißfilm ist, sondern Rotkäppchen droht, aus seiner Geschichte gerissen und einem sezierenden Blick der Diagnostik unterworfen zu werden. Was es schließlich rettet, sind die Assoziationen zu und die Metamorphosen des Rot.

Rot, Rot, **Rot**, ROT, Rot, **Rot**, Rot, Rot, *Rot*, Pot, *Rot*, **Rot**, ROT, *Rot*

Es heißt, im Chinesischen gibt es über 5000 Bezeichnungen für Varianten der Farbe Rot.

Und die erste Assoziation, die im Zusammenhang mit dem ”Wie” der Farbe und der Form entsteht, ist die nach ihrem unbewußten Charakter, wie dieser die Sprache transportiert, und es bringt mich zu der zweiten Frage, inwieweit z.B. das Medium Sprache Eigenschaften des Traums transportiert oder nicht. Es träumt einer, daß eine Figur von rechts in einen Abgrund springt. Er erwähnt die räumliche Situation aber nicht, weil sie für ihn selbstverständlich ist, der Zuhörer bildet sich aber ein inneres Bild, daß die Figur von links springt. Es entsteht dadurch beim Zuhörer ein ganz anderes Gefühl. Und so geht es weiter bis in alle Einzelheiten, in denen der Zuhörer alles mögliche auf das Gehörte projizieren kann. (Wie bei dem Beispiel, wo der Analytiker einen Mercedes erinnerte, als der

Analysand von einem Trabbi gesprochen hatte!) Wir stoßen hier auf eine interessante Variante des Problems „Du sollst Dir kein Bild machen". Kein Bild, das heißt keine Projektion. Wenn ich ein Bild herstelle, verringern sich wegen Redundanz und Detailgenauigkeit die Möglichkeiten zu projizieren. Ich erhalte größere Genauigkeit, größere Beobachtbarkeit und hoffentlich, erhöhte Objektivität. Dies ist eine Falle: Zu glauben, ein kunsttherapeutisches Objekt wäre a priori leichter verstehbar als ein Traum.

Im Gegenteil: es bedarf nicht nur einer vergleichbar ausführlichen Anstrengung und Bearbeitung, um gemeinsam mit dem „Kanalysanden" vor dem Hintergrund der Biographie eine für beide Teile befriedigende Deutung zu erarbeiten, sondern es kann passieren, daß es bei einer ungegenständlichen Gestaltung zunächst nur soweit kommt, daß Gefühle und Atmosphärisches formuliert, ausgesprochen werden können. Wobei es nach diesem ersten Schritt allerdings zu einer breiteren Basis des Selbstgefühls kommt.

Bei dem Märchen vom Rotkäppchen, das von Annette gestaltet worden war, veränderte sich die Geschichte bis zur Unkenntlichkeit. Das heißt, ihre Partnerin, die das Schlußkapitel gestalten sollte (eine interaktionelle Übung in Form eines Rätselspiels, bei dem die Regel war, daß niemand sagen sollte, welches Märchen gemeint war,) vermutete ein anderes Märchen. Erst bei der Besprechung kam zum Vorschein, daß es sich eigentlich um Rotkäppchen handelte. Rotkäppchens Mütze ließ die Figur eher als „Braunkäppchen" erscheinen und die Story ging auch ganz anders. Sie erschlug den Wolf, der einem Känguruh ähnlich sah, vorzeitig mit einem Tennisschläger. Die Großmutter trat gar nicht erst auf. Die ganze Geschichte erzählte mehr über das Verhältnis von Annette zu Männern als über das ursprüngliche Märchen.

Und was ist es genau, das der Kunsttherapeut bei dieser interaktionellen Methode erreichen will? Es ist ein nicht endendes Problem, Teilnehmer einer Gruppe dahin zu bringen, von sich zu sprechen. Jeder Therapeut kann von diesem primären Widerstand ein Lied singen. Im Zweifelsfall wird einer seine Träume nicht erinnern, bei einem geleiteten Tagtraum einschlafen, Himmel und Hölle in Bewegung setzen, um keinerlei Einfälle zu haben und natürlich ist es auch schon oft vorgekommen, daß jemand kein einziges Märchen kennt, weil er schon im zarten Kindesalter vor die Glotze gesetzt wurde. Trotzdem lohnt sich der Versuch, das Märchenthema anzubieten. Es ist einfach leichter, es exponiert nicht so, wenn die eigene Geschichte in den Rahmen einer kollektiven Geschichte eingebettet ist. Es braucht kein persönliches Drehbuch. Es ist bereits seit Urzeiten vorhanden, aufgehoben im kollektiven Unbewußten.

Wir können aus dem Beispiel ableiten, daß Rot ein starkes Symbol für Gefühle sein kann. Stark in jeder Hinsicht, auch in der Anstrengung, es abzuwehren, es nicht zu äußern, die Kraft in der Brechung zu Braun hin ebenfalls zu brechen. Welchen Sinn sollte es sonst machen, diese zentrale Eigenschaft zu verleugnen? Wenn es Aufgabe der Psychotherapien ist, an und mit Gefühlen zu arbeiten, dann liegt das Problem auf der Hand: die Erinnerung an das Verdrängte ist nur ein Teil des Heilungsprozesses (um bei diesem Begriff zu bleiben). Es geht auch darum, das Erinnerte mit dem dazugehörenden Gefühl in Verbindung zu bringen, aufzuladen. Bestimmte Farben und/oder Farbverbindungen können uns auf die Spur des verdrängten Gefühls bringen. Eine unlogische Farbe, ein diffuses Farbgemisch, Gelb-Schwarz, die aggressiven Naturfarben von Wespe und Tiger, dem Urheber unbewußt, fallen anderen in ihrer Gefühlsbetontheit auf, können reflektiert und durch aktiven Gebrauch in das persönliche Ausdrucksrepertoire reintegriert werden. Nach der aktiven Verwendung einer vermiedenen Farbe, kann der Gefühlsbereich, der damit in Zusammenhang steht, erschlossen und aktiviert werden. Was das für die emotionelle Bereicherung einer Person heißt, mag jeder selbst ermessen.

Bis jetzt ist nur die Rede gewesen von der Symbolik, die mit der Farbe in Zusammenhang gebracht werden kann. Die Frage, warum ausgerechnet die Mutter ihre Tochter mit einer grellen Signalfarbe durch den Wald schickt, will ich hier nicht weiter erörtern.

Natürlich ist es nicht so, daß wir in einer einfachen Analogie unterstellen, daß die Psychoanalyse der Schwarzweißfilm sei und die Farbgestaltung erst die Ganzheit einer Assoziations- und Gefühlsvielfalt liefere. In der durch das Sprechen vermittelten Information bricht sich im Klang der Stimme der Reichtum körpersprachlicher Informationen, der ein ganz anderes Spektrum an Botschaften von Unbewußt zu Unbewußt enthält. Und es gehören eben immer ganz spezifische Begabungen dazu, das eine oder andere zu senden und auch zu empfangen. Ich erinnere mich mit Genugtuung an den Austausch von drei Therapeuten, die gänzlich unterschiedliche schulische Ansätze verfolgten, so unterschiedlich, daß sie sich sogar während der Durchführung eines Projektes trennten. Interessant war, daß bei der Beurteilung von Bewerbern für eine Ausbildung alle drei regelmäßig zu auffällig ähnlichen Einschätzungen in den wesentlichen Punkten gelangten, so daß sich mir der Eindruck aufdrängte, daß vieles, was sich in den wütenden Abgrenzungsgefechten zwischen therapeutischen Schulen abspielt, nicht den Kern der therapeutischen Arbeit spiegelt, letztlich pseudokonkrete Differenzierungen zeigt.

Rot ist eine „nahe Farbe“ in der Farbperspektive.

Die Ambivalenz zur Nähe kann sich im besonderen Verhalten beim Telefonieren zeigen. Eine mir bekannte Malerin zog es vor, stundenlange Gespräche am Telefon zu führen, bei denen sie in einer verschwörerischen Sprache und leise sprach, so daß man gezwungen war, sehr genau zu hinzuhören. Sie stellte über die Sinnesorgane Mund und Ohr Intimität her. Bei der persönlichen Begegnung wahrte sie eher Distanz. Sie verwendete in ihren Aquarellen u.a. zwei Rottöne, entweder Rot-Orange oder Krapplack. Ihre vermiedene Farbe schien mir ein Rot zu sein, das dem Blutrot ähnlich war. Ich denke, daß sie dieses Rot vermied, weil es für sie eine organismische, existentielle Bedeutung hatte. Sie erkrankte in jungen Jahren und verstarb an Leukämie. Da diese Frau keine Patientin war und ich meine Beobachtung nur am Rande der persönlichen Begegnung machte, mag diese Verknüpfung manchem als purer Zufall erscheinen. Ich erinnere mich aber lebhaft an meine Irritation über das Fehlen der vermiedenen Farbe. Der Mangel wurde dadurch pointiert, daß es überhaupt keine Verbindung der beiden verwendeten Rots gab, weder durch Vermischung noch über die Integration der Gegenfarbe. Dies war mir zuerst nicht bewußt. Ich reagierte rein intuitiv, sozusagen über den „Farbhunger“, den ich bei schroffen Kontrasten empfinde. Zu der Zeit hatte ich nicht die geringste Ahnung, was sinnfällig damit zusammenhängen könnte. Als ich jedoch später von der Krebserkrankung erfuhr, fiel mir die damalige Situation mit Verwunderung wieder ein. Also auch die Frage, inwieweit eine farbliche Auffälligkeit diagnostischen Wert haben kann.

(Erster Teil eines Referates, gehalten am 4.10.1997 beim Kongreß der Arbeitsgemeinschaft Psychologischer Fachverbände in München)

Dem Zwang,

dieses Referat formulieren zu müssen, ging eine andere, innere Notwendigkeit voraus. Es war die, ein älteres Bild ändern zu müssen und es in einen Wechselrahmen zu montieren. Was das hieß, war mir nicht bewußt.

Es sind parallele, nicht-kausale, unbewußte Verknüpfungen, die sich ereignen.

Ich berichte Ihnen von meiner Selbsterfahrung beim Schreiben dieses Textes, weil es mir am authentischsten erscheint, wenn ich zuerst von mir selbst spreche und macht die Besonderheiten der Bildwirkungen anschaulicher und überzeugender.

Ich habe mich bei der Zusage, dieses Referat zu halten selbst unter diese äußere Disziplin begeben, vorerst nicht wissend, was ich will und habe beim Rahmenthema dem Titel "Welche Bedeutung hat die Vergangenheit für die Zukunft?" meinen Untertitel "Erinneren - Heilen" hinzugefügt.

Ich bin durch den Druck dieser Zusage und der damit verbundenen Schreibhemmung, auf eine mir bisher unbekannte Schicht des Persönlichen gestoßen, die mir zwar theoretisch längst geläufig war, die ich in dieser Form aber noch nicht selbst erlebt hatte und die mir auf andere Weise geeignet erscheint, einen wichtigen Aspekt der künstlerischen Therapien zu bestätigen. Daß nämlich die *aktive Gestaltung* eines Bildes, einer Skulptur, eines Liedes oder eines Gedichtes ein *Schrittmacher* sein kann für das besondere Erinnern, von dem in der Analyse die Rede ist. In diesem Sinne heißt Erinnern: die als Katharsis wirkende Verbindung einer Szene aus der Vergangenheit mit dem dazu gehörigen Gefühl.

Mir war beim Verfassen des Textes irgendwie bewußt, daß Teile "dünn" waren. Dutzende Male habe ich abgebrochen, obwohl mir einige Formulierungen und Einsichten gelungen waren. Offenbar war ich fähig, anderen halbwegs gut zu helfen, sie begleiten zu können, bei ihnen zu sein. Selbst aber klaffte irgendein Loch. Ich hatte dies im Bauch - Sie sehen, ich tauche jetzt in die wichtigen Bereiche ab - und setzte auf ein altes Bild, daß mir beim Aufräumen in die Hand fiel, mehrere schwarze Akzente und Ränder. Ich war befriedigt und war in der Folge etwas besser beim Schreiben.

Und dann passierte es. Das, was sich jetzt ereignete, brachte mich dazu, meinen Untertitel zu modifizieren. "Erinnern - Lindern" scheint mir angemessener, realistischer als die Besessenheit mit dem "Heilen".

Was sich nach der Bildgestaltung in meinem Inneren fortsetzte, war das Abschälen einer Erinnerung in einen gesichtslosen Schrecken, in ein kafkaeskes Szenarium, in den Kontakt mit der Realität, wie wir sie in den Medien nicht zu Gesicht bekommen. In den Medien wird der Schrecken mit plakativen Katastrophen, Explosionen, Überschwemmungen, Hinrichtungen, Leichenteilen, verbogenem Blech und außerirdischen Ungeheuern vorgeführt. Und es läßt kalt. Weil im Grunde jeder weiß, daß hinter dem Oberflächenstyling des Grauens a la Spielberg ganz andere Schrekken lauern.

Und ich erinnerte mich. Es war ein Sommertag vor etwa 7 Jahren als ich bei der Sterbebegleitung eines Freundes und über 30 Grad Hitze hinter einem Krankenwagen von München nach Starnberg her fuhr und wir in einem endlosen Stau auf dieser eigentlich recht kurzen Strecke schmorten. Der Todkranke sollte zur Aufnahme in eine private Klinik der oberen 10 000, was unter scheinheiligen Vorwänden nicht gelang. Aber das nur nebenbei. Als er schließlich aus der Backofenhitze des Sanitätswagens auf einer Trage in den Vorraum geschoben worden war, dauerte es eine kleine Ewigkeit, bis zuständige Ärzte, erschlagen von der Hitze und vom Piepsen ihrer Schnurlosen, über den Verbleib oder Nichtverbleib des Patienten befunden hatten. Der leise Wunsch des Sterbenden nach einem Glas Wasser verhallte ungehört, obwohl die Sanitäter, die daneben standen, nichts zu tun hatten. Die Unwirklichkeit dieser Szene, bei der, inmitten eines von Apparatur, Wohlstand und leeren Betten in Einzelzimmern strotzenden Ambiente, die Ärzte mit wissenschaftlich gerunzelter Stirn und einer Lasertaschenlampe in das Gesicht des Todkranken leuchteten, wird mir immer als Inbegriff der Hilflosigkeit der Halbgötter in Weiß erinnerlich sein. Eine noch ungeöffnete Flasche Mineralwasser stand in Reichweite. Niemand hatte den Patienten gehört oder interessierte sich für dessen Not im Hier und Jetzt. Ich ergriff unbefugter Weise die Flasche, ich stahl sie und gab ihm zu trinken. Die Sanitäter verharrten weiterhin im Dann und Dort.

Ich hatte diese Sache damals einem befreundeten Arzt erzählt und meinem Ärger darüber Luft gemacht. Aber diesmal ging die Erinnerung tiefer und ich geriet an eine Trauer, die mehr umfaßte als nur diese Erinnerung. Diese unfaßliche Szene, diese nicht verständliche Absurdität rührte an Schichten, die weiter zurückliegen, an jenen Zeitpunkt, da das Kind das Verhalten von Erwachsenen noch nicht verstehen kann. Den gesichtslosen Schrecken verstehe ich als eine Verdrängungsleistung. Das Gesicht, das man liebt und von dem man geliebt werden will und das man nicht mit einem Schrecken in Verbindung bringen will, wird ausgeblendet.

Wir sehen an diesem Punkt "Kunsttherapie in action" und mit einer ihrer Möglichkeiten. Einerseits hilft sie, den Schrecken zuzudecken. Andererseits lockert sie innere Zwänge und hilft, frühe Erinnerungen und Gefühle aufkommen zu lassen, was ich noch beim Beispiel vom "Rollstuhlfahrer" ausführen möchte. Was das Verständnis dieser Therapieform manchmal so schwierig macht, ist die Vernetztheit der Wirkungen, welche sie schwer in linear-kausale Ordnung bringen, geschweige denn meßbar erscheinen läßt. Es ist einer der Gründe warum ich den Sinn eines "Therapieplanes" nur schwer verstehe.

Fritz Perls gelang es, seine Wut auf die Neurose in einen nicht abbrechenden Spannungsbogen umzuformen, so daß er handlungsfähig seine Therapie und Theorie entwickeln konnte. Dessen eingedenk will ich mich an diesem Punkt einklinken und meinen Spannungsbogen dafür einsetzen, Ihnen Beispiele aus dem schwierigen und unvorhersehbaren Unternehmen der Kunsttherapie zu erläutern.

Ich denke, das gelingt am besten durch die Darstellung bestimmter Schnittstellen im therapeutischen Verlauf. Vieles in den Therapien sind Durststrecken, teilweise notwendige und teilweise ohne den leicht sichtbaren Zusammenhang und trotzdem erfolgreich. Der Erfolg bleibt oft aus, wenn zu zielstrebig oder zu sehr auf Heilungserfolg ausgerichtet gearbeitet wird.

Die verschlungenen Pfade, auf denen der Wechsel von Assoziationen und Übungen zum Erinnern führt, seien hier anhand der Geschichte vom Rollstuhlfahrer demonstriert.

Peter erzählt einen Traum, den er - er kann sich nicht an das Alter erinnern - als Jugendlicher hatte. "Ich blicke aus einem Fenster im dritten Stockwerk eines Hauses und sehe im Hinterhof, wie ein älterer, brutal aussehender Mann ein Mädchen schlägt. Ich bin empört und will dem Mädchen zu Hilfe eilen. Ich springe aus dem Fenster und breche mir das Rückgrat. Ich erhalte einen Rollstuhl und aus Dankbarkeit sorgt das Mädchen für mich."

Der lebensgeschichtliche Hintergrund: P. ist der zweite von vier Brüdern. Der dritte ist gehörlos und steht aufgrund seiner Behinderung im Mittelpunkt des familiären Interesses und erhält außergewöhnliche Zuwendung von der Mutter. Ihm werden alle, aber Peter kein einziger Wunsch erfüllt. Er erlebt die familiäre Konstellation so, daß Zuwendung nur dem zukommt, der behindert ist. Im Traum erfüllt er sich den Wunsch nach Zuwendung, die nur um den Preis einer ernsthaften Behinderung zu haben ist.

Der ödipale Aspekt des Traums ist evident. In der Realität wird P. eines Tages Zeuge, wie sein Vater die Mutter schlägt. Er stellt sich zwischen die beiden und sagt zum Vater: "Du schlägst meine Mutter nicht!" Daraufhin schlägt der Vater ihn. Der Traum folgt dem Druck des Inzesttabus und macht die Rollen unkenntlich: der Vater wird zum unbekannten, älteren Mann, die Mutter ein Mädchen, vom Alter her potentielle Partnerin für den Träumer. Das anstößig sexuelle Beziehungsdreieck wird entschärft und zum paranoiden von Täter, Opfer und Helfer. Im Traum werden die Rollen gewechselt. Der Helfer wird im Akt des Helfens selbst zum Opfer, um das sich dann das Mädchen, jetzt zur Helferin geworden, kümmern muß. Der Sinn des Traumes, sich den stärksten Wunsch zu erfüllen und von der ersehnten Person geliebt zu werden, zeigt sich in dieser Wendung. Beide Rollen, die des Helfers und die des Opfers sind außerdem akzeptabel und gestatten ein gutes Selbstgefühl. Die Brutalität des "älteren Mannes" wird nicht mit dem Selbst und eigenen Möglichkeiten der Aggression in Zusammenhang gebracht. Peter hat Angst, selbst aggressiv und gewalttätig zu sein. Er flieht in die Behinderung, er wird drogenabhängig und hat eine Freundin, die ebenfalls drogenabhängig wird. Die Freundin kommt wegen des Besitzes eines Betäubungsmittels in Haft, aus der sie jedoch mit einer Kaution ausgelöst werden kann. Peter sieht die Chance, seinen Traum als Helfer zu verwirklichen. Er will seine Freundin aus der Gefangenschaft befreien und leiht sich ohne Wissen eines Freundes dessen Auto aus, um die Freundin auszulösen. Er hat keinen Führerschein und kracht mitten in der Nacht an einen Wegweiser der Autobahn. Er wird aus dem brennenden Wagen gerettet und erleidet schwere Verletzungen. Als er im Krankenhaus aufwacht, steht seine Mutter an seinem Bett. Sie übernimmt für das nächste Jahr aufopfernd seine Pflege und besorgt ihm vom Arzt ein Substitutionsmittel für die Drogen. Sein Traum ist in Erfüllung gegangen, aber alptraumhaft hat sich auch eine Wiederholung der Phantasie abgespielt. Die Angst davor, selbst Täter zu sein, hat ihn unbewußt die Aggression gegen sich selbst richten lassen.

Peter beabsichtigt nun eine Therapie zu beginnen.

Es geht jetzt darum, zu zeigen, wie die Psychodynamik der besonderen Familienverhältnisse zu den Ereignissen hinführt und die ersehnte Behinderung zunächst in Form einer schwerwiegenden Symptomatik, der Sucht nach harten Drogen, wesentlicher Bestandteil seines Lebens wird. (Abb.3)

Der Suchtkranke ist seit früher Jugend motiviert zu zeichnen. Die Zeichnungen zeigen ein hohes Niveau im Umgang mit räumlich-plastischen Gestaltungen. Bei der Zeichnung auf einem DIN A4 Blatt zeigt sich die Besonderheit, sich keinen Raum nehmen zu können. Man kann dies in Parallele zu der selbsteinschränkenden "Rollstuhl-Phantasie" sehen. Peter erhält ein Papier in Lebensgröße, das an die Wand befestigt ist und das Angebot, mit Stiften in großen Bewegungen zu kritzeln, symmetrisch gleichzeitig mit beiden Händen oder auch asymmetrisch. Es ist *nach* dieser Übung und der sichtbar gewordenen körperlichen Erfahrung, sich Raum

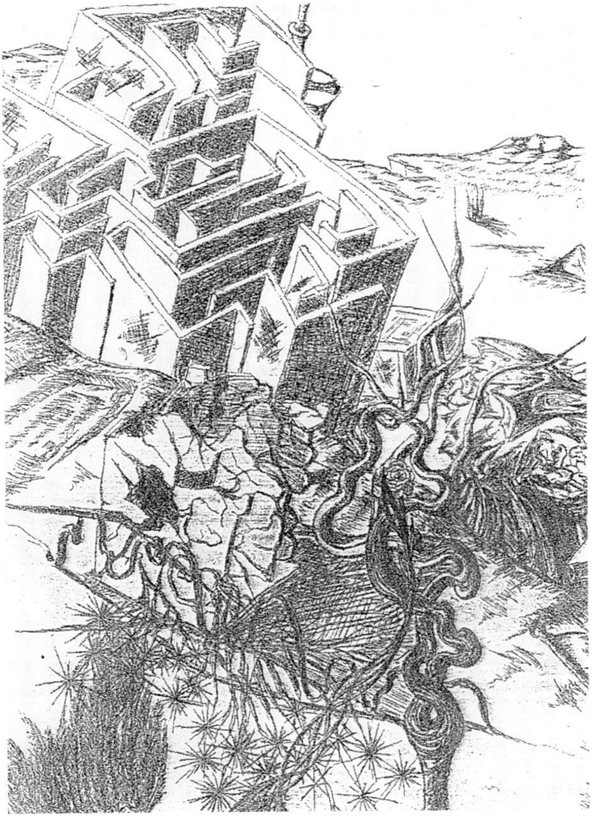

Abb. 3 "Labyrinth"

nehmen zu können, daß ihm der Traum mit dem Rollstuhl einfällt und die Therapie eine progressive Richtung einnimmt.

METHODOLOGISCHE REFLEXION

Das ATEMBILD gehört zu den "übenden", nicht "symbolbildenden" Verfahren. Es wird "ohne Sinn und Verstand" gekritzelt. Wir könnten Adornos Bemerkung, daß es Aufgabe von Kunst sei, Chaos in die Ordnung zu bringen, unmittelbar auf dieses Geschehen anwenden. Die Annahme, daß ein Tun im Außen sich auf innere Verhältnisse auswirkt, findet hier ihre Anwendung. Im Innen herrscht ein Zwang, der gelockert werden soll. Es ist bei Peter die Vorstellung, nur als Behinderter geliebt zu werden. Dieser innere Zwang drückt sich in einer Weigerung, sich motorisch Raum zu verschaffen, aus. Die analytische Deutung dieses Sachverhalts allein reicht nicht aus, um eine Veränderung zu bewirken. Erst das freie Angebot, ohne Ziel, im Stehen vor einem lebensgroßen Format kritzeln zu dürfen, d.h. "verantwortungs-los" sein zu dürfen, kann die symbolische Kastration einsichtig werden lassen und den Anfang eines Bewußtwerdungsprozesses einleiten. Sie sehen, ich setze an Stelle des Begriffs der Heilung den der Bewußtwerdung; man kann auch sagen, daß der erste Schritt in der Identifikation besteht und dann in der motorischen Freisetzung fortgeführt wird. Selbst diese Erlaubnis wird nicht ganz ohne Widerstand hingenommen. Es besteht die Ahnung, daß dies schmerzhafte Veränderungen auslösen könnte.

Aber die reale Erfahrung sich öffnender Räume im Außen und Innen erlaubt gleichzeitig die Erinnerung an den Traum, in dem die Selbsteinschränkung als falsche Verheißung, als Wendung gegen das Selbst dargestellt ist. Mit Hilfe der analytischen Deutung kann die strukturelle Ähnlichkeit des Traums mit dem späteren Autounfall in Verbindung gebracht und verstanden werden. Es findet EINSICHT statt. Wo vorher alles sinnlos erschien, kristallisieren sich aus einem diffusen Nebel allmählich konkrete, wirkliche Gestalten heraus. Die phantasierten Scheinwelten unter Drogeneinfluß erscheinen plötzlich nicht mehr so verheißungsvoll. Mit den sich verdeutlichenden Objekten entsteht nicht nur Räumlichkeit, es entsteht Perspektive, bildet sich Sinn und die Hoffnung, auch als nicht Behinderter geliebt zu werden. Nach der symbolischen Selbstkastration mit dem Auto hatte ihn seine Freundin verlassen. Sie honoriert seine helfende Absicht nicht. Der Traum erweist sich als trügerisches Versprechen. Nur die Mutter sorgt sich um ihn. Er gerät als Erwachsener nochmals in die Rolle des Kindes. Das ist die Ausgangsposition zu Beginn der Therapie.

Die Bewußtwerdung und das Verständnis aktivieren autonome Kräfte im Ich. Das Verstehen erweckt den inneren Therapeuten, stärkt das Ich und hebt das Selbstbewußtsein. Sie hebt die Abhängigkeit, den Verschmelzungswunsch, der nach Passivität und Versorgung giert, schrittweise auf. Abhängigkeit ist primär der Wunsch nach Fortsetzung der ursprünglichen Abhängigkeit in der Familie. Allerdings war das implizit immer schon real im unbewußten Sinne. Schon in den ersten Analysen saßen sich 4 und mehr innere Objekte im Raum gegenüber.

Sinnigerweise ist es die Kombination von Übung und Reflexion, das Atembild und die analytische Konstruktion, die weiterhilft. Diese Kombination war nicht die erklärte Absicht der Therapeutin. Am Anfang stand ein ausschließlich ästhetischer Eindruck beim Betrachten der Zeichnungen von Peter. Es entstand das Gefühl eines Mangels: "Hier ist jemand, der sich keinen Raum nimmt!" Und die Überlegung, "Wie stifte ich jemanden an, sich mehr Raum zu nehmen?" Die Therapeutin erinnerte den Fall eines jungen Gymnasiallehrers, der Sport unterrichtete. Dieser Mann, der sich sehr vom Vater bevormunden ließ, konnte sich auf einem Bild keinen Raum nehmen. Im Leben hatte er seinen Mangel durch Identifikation mit dem Sport und einem Sportwagen kompensiert. Dem Vater gegenüber blieb er das kleine unterwürfige, eingeschränkte, sich selbst einschränkende und ängstliche Kind.

Bei Peter bleiben die Persönlichkeitsanteile abgespalten, mit denen er zum Täter wird. Mit dem Argument der "Behinderung" kann die Verletzung, die er dem Freund zufügte, dessen Auto er zu Schrott gefahren hat, nicht diskutiert werden. Der Freund, der großzügig auf eine Anzeige verzichtet, wird neben der Mutter zur allmächtigen, Verantwortung tragenden Person. Dies verstärkt bei Peter das Gefühl, Opfer zu sein. Das Opfer ist bar jeglicher Verantwortlichkeit. Nach dem Motto: "Du bist schuld, daß ich so geworden bin..."

Er will auch für seine Zeichnung nicht verantwortlich sein. Als die Therapeutin ihn darauf aufmerksam macht, daß er sich keinen Raum nimmt, erlebt er dies als Kritik und meint, daß er ja noch nicht fertig sei. In der Tat gibt es diese Zeichnung, wo er ein DIN A4 Blatt nach 7stündiger Arbeit vollständig ausgefüllt hat.(Abb 3, "Labyrinth") Trotzdem ist die Zeichnung so zusammengequetscht, daß man den Eindruck gewinnt, die Linien könnten nicht "atmen". Er nimmt sich nicht nur selbst keinen Raum, er gibt ihn auch nicht. Gemeint ist Spiel, Toleranz. Obwohl er sehr verspielt ist, kennt er in unbewußter Anlehnung an elterliche Werte keine Toleranz. Dies, obwohl er sich sehr danach sehnt, dieselbe für sich und seinen Lebensstil gewährt zu bekommen. Statt dessen holt er sich häufig fast zwanghaft Ablehnung durch provokantes, aufdringliches Verhalten.

(Die Fortsetzung des Referates sind die Teile "Malen Sie doch was Schönes!" und "Kunst in der Klinik").

"Malen Sie doch was Schönes!"

Diese fast irre anmutende Aufforderung eines Professionellen an eine Patientin, als diese mit Bildern von Särgen und Grabsteinen in die Sitzung kam, zeigt eine sehr verbreitete innere Einstellung nicht nur dem Künstlerischen, sondern generell dem Seelischen gegenüber. Sie drückt sich am deutlichsten im Dogma des positiven Denkens aus. Es geht um die Leugnung zyklischer seelischer Prozesse. Es ist der Versuch, seelische Prozesse technokratisch in den Griff zu kriegen. Das Heimtückische ist, daß es doch so ermunternd wirkt, aber in Wirklichkeit die Verweigerung, den Patienten zu begleiten, darstellt. Die Patientin empfindet den Drang, Bedrohliches zu malen und wird in ihrem berechtigten Selbstheilungsversuch nicht ernst genommen. Ihr autonomer Prozeß kommt an diesem Punkt zum Stillstand. Die Bewertung des Therapeuten "knallt rein". Er hätte gleich sagen können: "Das sind aber häßliche Bilder!"

Ich will hier nicht die ästhetische Debatte über das antiästhetische Moment in der modernen Kunst beleben. Aber auch dieser philosophische Diskurs könnte die Curricula einiger psychotherapeutischer Schulen konstruktiv beleben, im Interesse einer gelebten Dialektik. Dies auch mit gerunzelter Stirn in Richtung der Schulen, welche z.B. die Farbe Schwarz tabuisieren. Womit ich nicht bestreiten will, daß es in der Tat feinstoffliche Wirkungen und Unterschiede zwischen Naturfarben und industriell hergestellten Farben gibt. Aber wer einschlägige Erfahrungen mit Bildsymbolen gemacht hat, der weiß ganz genau, daß es zuerst um gewaltige grundlegende Erfahrungen mit der Symbolik von Bildern geht, die Seelisches in der Form bewegen können, wie wir es alltäglich erleben. Das Feinstoffliche ist eben immer noch stofflich, wie der Begriff sagt. Aber mit dem Symbol bewegen wir uns im Geistigen. Daran ist nicht zu rütteln. Wer es anders mag, muß sich mit der Homöopathie befassen.

Symbolisch gesehen, darf der Therapeut keine Berührungsängste haben. Er darf sich nicht scheuen, in den Dreck zu langen. Wichtig ist, daß er sich seelisch abgrenzen kann, um angemessen begleiten zu können.

Wenn jemand mit Bildern von Monströsem daherkommt, geht es darum, den Betreffenden zu motivieren, über die Inhalte zu sprechen. Und vor allem darüber, was er bei diesen Objekten erinnert. Der eine erinnert "tote Zeit", der andere Zombies, die ihn erschrecken. Es wird im Prozeß klar, daß die Zombies Symbole für Gefühle sind, die er nicht ausdrücken durfte. In der Sprache allein hätte er nie erlebt, daß ihn so etwas innerlich hemmt. Mit der Hilfe nonverbaler Medien wird das Sprachverbot unterlaufen und plötzlich spricht es sich "wie von selbst".

In einem anderen kritischen Fall mit schwerster Symptomatik kam es zu der bereits erwähnten Zungenlähmung.

Ich lasse jetzt Katharina selbst sprechen und trage Ihnen hier ihren Bericht

Kunst in der Klinik,

eine Selbsthilfeerfahrung vor. (Dieser Text ist Teil des Textes mit dem Titel "Erinnern - Heilen", der im Oktober 1997 in München auf dem Kongreß der AGPF vorgetragen wurde)

An dieser Stelle sei Katharina, die mir die Erlaubnis gab, ihren Text abzudrucken, sehr herzlich gedankt. Für mich ist es wichtig, daß in einem Buch über Psychoatherapie, die anderen, über die der Verfasser zu sprechen gewohnt ist, selbst zu Wort kommen.

I. DIE VORGESCHICHTE

"Bilder lügen nicht" und "Der Körper vergißt nicht" - diese beiden Sätze haben mich während meiner fast dreijährigen kunsttherapeutischen Ausbildung immer wieder begleitet und geängstigt.

Schon vorher während einer Therapie (wegen Eßstörungen) bei einer Kunsttherapeutin und bei Aquarellkursen sah ich die Krankheit in den Bildern: die gefleckte Orange, die scheckige Marmorkugel auf einem Stilleben.

Während des ersten Selbsterfahrungsjahres bei der APAKT verdrängte ich sie tapfer: so malte ich mich auf einem Gruppenbildgespräch auf einer Schaukel hinter einem Riesenbusen, den jemand gemalt hatte. Ich merkte erst zu spät, wohin ich mich gedrückt hatte, und konnte den lange bewußten und virulenten Konflikt mit der "Mamma", meiner Mutter erkennen.

Im zweiten Jahr erschreckte mich besonders mein Bild in der Vermeidungsfarbe Orange, in dem eine Gruppenteilnehmerin eine tropfende Brust sah, während ich einen Helm (Amazone) und scharfe Messer (!) hatte malen wollen, da ich voller Wut und Aggression besonders gegen die erwähnte Teilnehmerin war. Dahinter verbarg sich die Aggression gegen meine Mutter, die mich immer gegängelt hat und das auch heute noch versucht.

Meine Angst vor einer Carzinom-Operation hatte ich verdrängt. Ich erinnere mich an ein Kraftgefühl während des Malens. Bilder lügen eben nicht...

Als ich 15 Jahre alt war, wurde meine Mutter am Brustkrebs operiert und verlangte, daß mit keinem Menschen darüber gesprochen wurde. Das habe ich durchgehalten, bis ich -56 Jahre alt - durch eine Zungenlähmung mit erheblichen Schluck- und Sprechstörungen in die Klinik kam und hier meine eigene Erkrankung, die ich mit allerlei Tricks vor allen Menschen trotz immer eindeutiger und quälender Krankheitszeichen verborgen gehalten hatte, offenlegen mußte. Mein Körper gab so heftig Alarm, daß ich mich nun der Schulmedizin auslieferte.

So sah ich es.

Meine eigene psychologische Erklärung der Zungenparese: ich hatte jahrelang - eigentlich Jahrzehnte lang - nicht gesprochen über das, was mich quälte, und nun blieb mir fast die Sprache weg.

Außerdem hatte ich seit Jahrzehnten erhebliches Übergewicht, was mich als Lehrerin und kunstsinnige Frau sehr belastete. Es wollte und wollte nicht schwinden.

Jetzt konnte ich - wollte ich? - durch die Parese nichts Festes mehr schlukken außer Tee. Bald hing ich am Tropf und schließlich an einer Magensonde.

Niemanden in der Klinik, auch nicht in der Neurologie, interessierten diese meine Gedanken, auch eine Psychologin nicht, die ich als Begleitung für meine Krankheitszeit angefordert hatte. Die Behandlung konzentrierte sich auf das Ernährungsproblem, während die vielen Untersuchungen des Tumors, des Kopfes und der Wirbelsäule liefen.

Parallel zur Glossaparese hatte ich eine leichte Lähmung des linken Beins entwickelt. Ich hatte Startschwierigkeiten, konnte nicht schnell gehen. Meine Erklärung: ich konnte nicht mehr weglaufen vor der Tatsache, daß ich dieselbe Krankheit hatte wie meine Mutter, meine beste Freundin und meine liebste Kollegin, an denen ich die Operationsfolgen zur Genüge hatte sehen müssen.

Das alles wollte ich nicht - auch noch in der Klinik nicht, als schon die Chemotherapie eingesetzt hatte. (Da der Tumor inoperabel war, wurde er als Indikator benutzt, ob die Chemo "griff". Gleichzeitig wurde die Strahlentherapie an der Schädelbasis eingesetzt, um eventuell die Zungennerven freizubekommen. Diffuser Befall an der Wirbelsäule und eine größere Metastase am linken Hüftgelenk wurden festgestellt.)

Es ging mir hundeelend, mir war ständig übel, ich war behindert durch die Sonde, benutzte einen Handstock - da dachte ich kaum an die Primärerkrankung und an eine irgendwann drohende Operation.

Die Kilos schwanden, nachdem ich durchgesetzt hatte, nicht mehr als 1000 Kalorien der künstlichen Nahrung, vor der ich mich ekelte (fett und weiß...), in meinen Körper füllen zu müssen.

Das als Information zur Vorgeschichte.

II. KREIDE - AQUARELL - ACRYL - KREIDE ...

Als ich das erstemal ziemlich schnell meine Kliniktasche packte, griff ich, ohne lange zu überlegen auch einen Kasten Wachsmalkreiden. Mir war bald klar, daß die Krankheit auch eine Chance für mich sein würde, und ich wollte sie bewußt verfolgen und möglichst mitgestalten. Ich, die Deutschlehrerin, hatte keinen Impuls, meine vielen Gedanken aufzuschreiben, z.B. über die Menschen, die ich kennenlernte: Ärzte, Pfleger, Krankenschwestern, Mitpatientinnen und was ich sonst so sah und fühlte. Nur malen wollte ich - manchmal.

Das erste "Bild" in der Klinik entstand aber erst während der ersten Chemotherapie - auf dem Deckel einer Briefpapierpackung. (Briefe waren lange Zeit fast die einzige Verbindung nach und von "draußen".) Ich hatte riesige Angst und fühlte enorme Abwehr gegen das Gift, als ich die rote Flüssigkeit am Infusionsständer hängen sah. Dann machte ich mir klar - über den Kopf - daß mir die Chemo gegen den Krebs helfen sollte. Simontons Visualisierungsmethode fiel mir ein, ich versucht, mich zu entspannen und wartete auf ein Bild. Nach einer Weile sah ich mich von oben in einer riesigen Hibiskusblüte liegen mit Bett und Infusionsständern. Eine angenehme Vorstellung...

Vor der 2. Chemotherapie lag die erste Kopfbestrahlung, ein beklemmendes Ereignis, der die Anpassung einer fast luftdichten Gittermaske vorausging - Luft bekam ich nur durch die Nase, die Augen hinter engem Gitter - und ich konnte doch kaum schlucken, mußte aber flach liegen, hatte ständig Angst, mich am eigenen Speichel zu verschlucken oder husten zu müssen. Dabei durfte ich mich überhaupt nicht bewegen! Danach malte ich "Angstgesicht".

Diese höllische Angst, nicht nur die befallenen Zellen, sondern auch Gehirn würde geschädigt werden können...
Dazu Unterweltdunkelheit...

Gefangen im Rachen des Zerberus, der zubeißen könnte...
Ich mußte das malen, sowie ich wieder im Klinikbett lag. Dabei verlor sich die Angst ganz allmählich.

Ich visualisierte auch möglichst täglich die schöne Landschaft vor dem schrecklichen Teil über den Krebs, aber die schwarzen Gedanken zerbrachen sie mir oft, bis ich sie festhielt:

meine Trauminsel Hiddensee mit Leuchtturm, mein Mann und ich am Strand, "völlig gelöst an diesem schönen Ort" .

Allmählich konzentrierte ich meine Gedanken auf die Leukozyten, die den Tumor bearbeiten sollten. Ich stellte sie mir erst als knabbernde Fische, dann als kleine Harken und Spitzhacken vor.

Die OP rückte als doch unvermeidlich in greifbare Nähe. Ich hatte große Angst vor Schmerzen und Komplikationen dabei und nachher. Während ich mich bei der 3. Chemo, nach der über die OP entschieden werden sollte, noch aufgehoben auf einem großen Blatt voller Bläschen, wie sie in der Infusionsflasche des Giftes zu sehen waren, sah, (Abb 4), fühlte ich mich drei Wochen später - mit Perücke - nur noch zittrig und wie von einem blutfarbenen Netz von Giftadern überzogen.

Ich mochte nicht malen und strichelte nur, um festzuhalten.

Diesmal kam ich nach Hause mit dem festgesetzten OP - Termin. Der Tumor, der jetzt auf operable Größe geschrumpft war, rührte sich nicht mehr. Und plötzlich tauchte in meinem Kopf der Satz auf: "Ich will den Tumor loswerden!"

Und da lag gerade Japan-Papier, und ganz schnell entstanden zwei fließende Bilder: der Weg in unserem Garten, links von einer gelben Forsytie, rechts von einem blutroten Johannisbeerbusch gesäumt. Der Tumor saß ja auch rechts...Ich mochte das Bild nicht und griff zum nächsten Bogen: ein heiteres Blumenbild entstand mit viel Wasser und Farbe, oben eine große, geöffnete blaue Blume, viel helles Rot und lichtes Grün in fließenden Formen. (Abb. 5)

Es ging mir auf einmal viel besser. Ich konnte, was mir bevorstand, hinnehmen.

Kurz danach malte ich - mit Kreide - das OP-Feld nach dem Eingriff: ein Fenster, aus dem der Tumor herausgenommen wurde. (Es sah später in Wirklichkeit viel glatter und "heiler" aus.)

Verhältnismäßig ruhig und entspannte kam ich dann zum OP-Termin in die Klinik - diesmal in eine andere Abteilung, und das war gut so, denn es

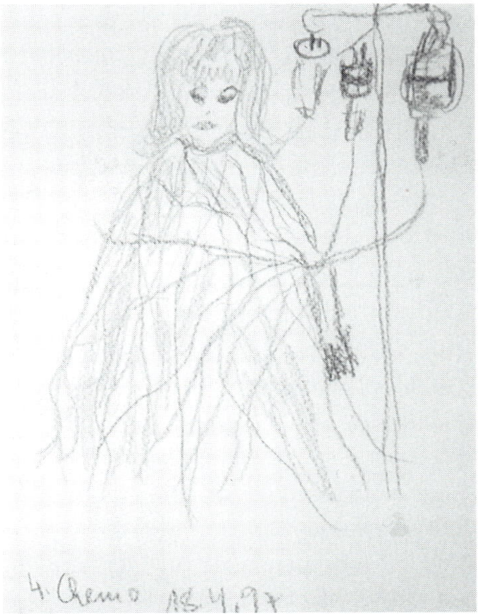

Abb. 4 "Am Tropf"

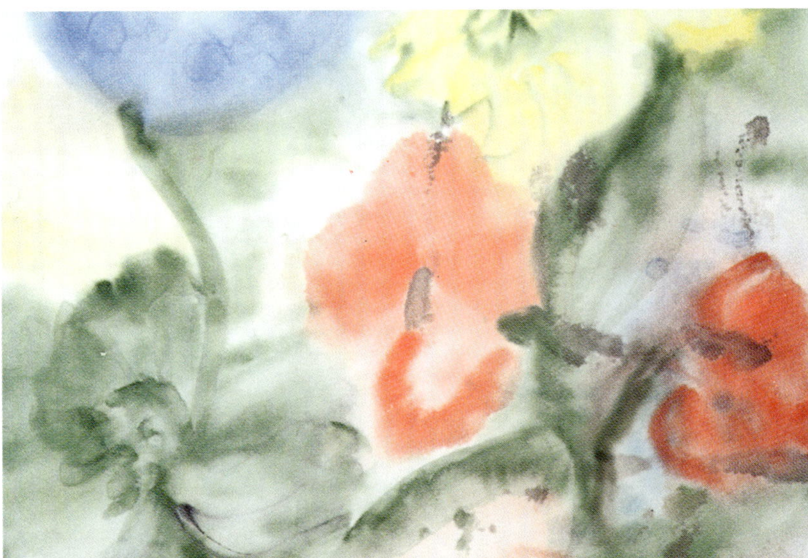

Abb. 5 "Heiteres Blumenbild"

war jetzt anders für mich: "Das Unvermeidliche mit Würde tragen!" war jetzt eine Formel für mich, die andere der Spruch für die Bachblüte Rockwater: "Ich lasse los und vertraue mich dem Fluß des Lebens an..

Ziemlich bald nach der OP, die ich überraschend gut überstand, malte ich etwas Schönes (Unterstreichung durch den Verf.): mein Klinikfenster mit gelb-grün-orangefarbenen Vorhängen und dem bunten Tulpenstrauß aus unserem Garten und eine abgeblühte und eine unverwelkte Blüte.

Den schwarzen Vogel am Fensterbild sah ich erst mit Bewußtsein, als ich überlegte, was da störte... Ganz angstfrei kann ja eine solche Situation wohl nicht erlebt werden. Wieder zu Hause, mußte ich mich meiner neuen Körperlichkeit stellen, zumindest morgens und abends. Der haarlose Kopf verstörte mich fast mehr als die riesige Operationsnarbe. Nachts trug ich ein Mützchen...

Und dann nahm ich eines Tages Staffelei, eine große Pappe und Acrylfarben und malte trotz schmerzendem Rücken mich mit den Verletzungen. (Es war noch eine kleine OP für einen Port hinzugekommen, da meine Venen so zerstochen waren, daß keine Infusion mehr lief.)

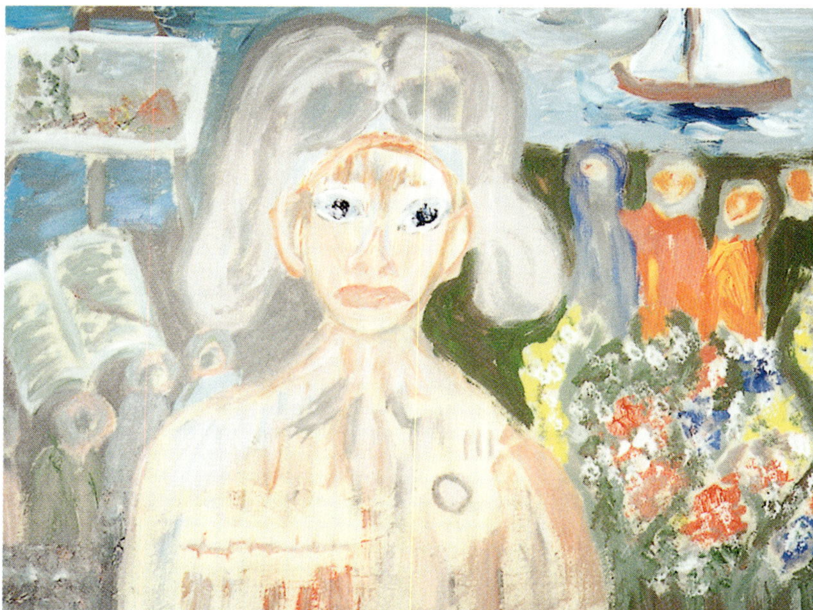

Abb. 6 "Hier stelle ich mich"

Hier stelle ich mich. Auch die Perücke, Das Gesicht zeigt eine Mischung aus Angst und Kaltblütigkeit. Aber drumherum habe ich gemalt, was mir wichtig ist: rechts oben unser Segelboot und das Meer (oder nur die Schlei...), links oben die Malerei, rechts unten den Garten, links unten, die Bücher und das Schreiben. (Abb. 6)

Was mich freute: es sind zum ersten Mal Menschen, wenn auch etwas schemenhaft da. Freizeit und Lernen will ich nicht mehr so als Einzelkämpferin wie bisher betreiben.

Das zweite Acrylbild sollte heißen: die Kreise werden wieder größer. Ich ging schon in der Nähe einkaufen, später zur Apotheke, dann fuhr ich selbständig von der Klinik nach Hause; vorher hatte mein Mann mich gebracht und geholt.

Rechts unten die Schule, mein Noch-Arbeitsplatz, bleibt in der Grauzone. Ich habe meinen Antrag auf Frühpensionierung eingereicht - der größte Krankheitsgewinn...

(Kontakt zu befreundeten KollegInnen läuft meist noch telephonisch oder brieflich.)

Am nächsten Morgen sah ich, wie auch dieses Bild nicht lügt: meine Wege von meinem Zentrum, unserem Häuschen, ergeben mit ihm zusammen ein Krebstier - zum Glück ohne Scheren.

Und unten ergaben sich ein heller und ein grauer Busen.

So ist eben das Unterbewußtsein am Werke gewesen - trotz gedanklicher Steuerung, die einfach durch die Farben, das Material und die starken Konturen gefördert wurde.

Die fünfte Chemo empfand ich wieder als Eingeschlossensein; aber aus der Taxolflasche kann ich heraus, wenn ich mein Bett hinter mir lasse, und das möchte ich möglichst bald. Ich versuche, zu Hause so normal wie möglich zu leben. (Abb. 7, S. 66)

Noch lieber mag ich das Bild von der (zunächst) letzten Chemo, auf dem ich mit meinem Bett im Boot mit den Giftfarben segle, die schwarzen Klippen im Rücken, die grüne Insel mit dem roten Häuschen vor Augen. In allen Bildchen und Bildern ist noch sehr viel mehr an Erfahrungen festgehalten.

Dies ist eine kurze Aufarbeitung einer schwierigen Zeit, in der mir das Malen - von Kunst zu reden, scheint mit eher vermessen - ungemein geholfen hat. (Abb. 8, S. 66)

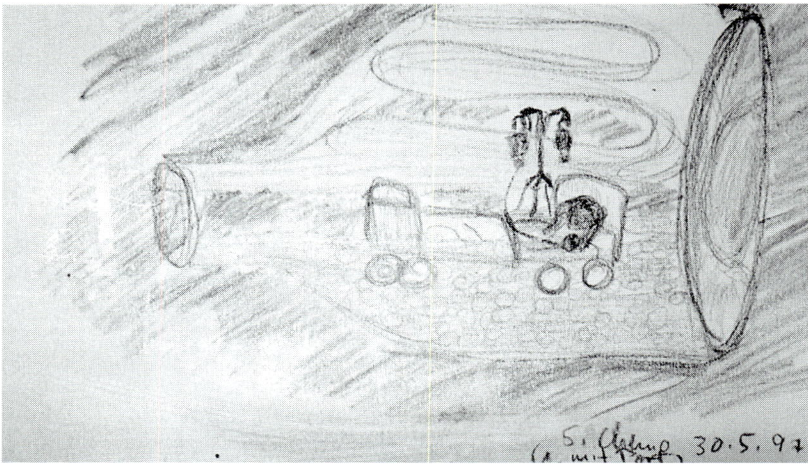

Abb. 7 "Krankenbett in der Flasche"

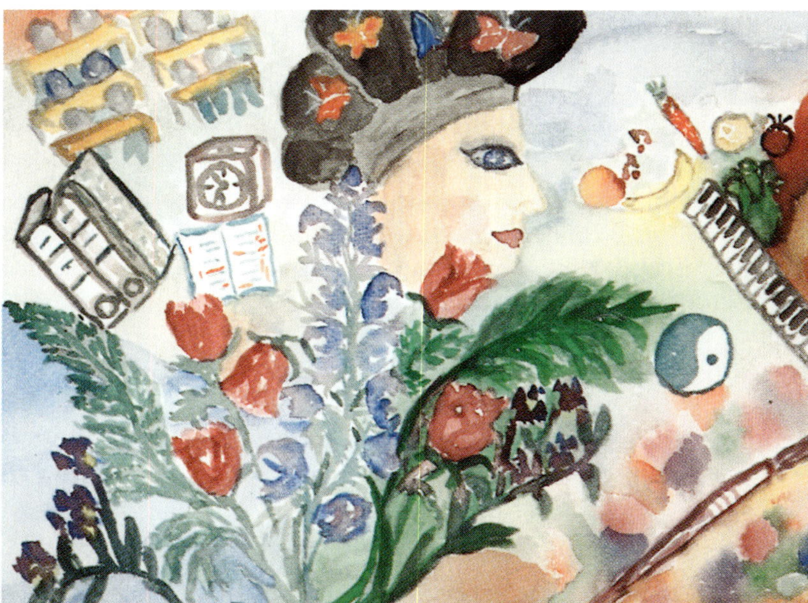

Abb. 8 "Porträt im Profil"

Fortsetzung am 28.8.97 20:30 im Klinikbett

Die Taxolflasche ist durchgelaufen; mein 8. Chemobild ist fertig. Gestern beim Segeln dachte ich schon an dieses Bild, "sah" die 8 analog zur 7 vor 4 Wochen und fand das zuerst nicht besonders kreativ. Dann drehte ich (unterwegs im Boot auf der Schlei) im Kopf die 8 um 9o Grad, und es ergab sich das Zeichen für "unendlich". Nein, dachte ich, diese Chemoprozeduren will ich nicht bis ins Unendliche fortsetzen. (Ich hoffe, die Neunte wird die letzte - die 9 ist meine Glückszahl...)

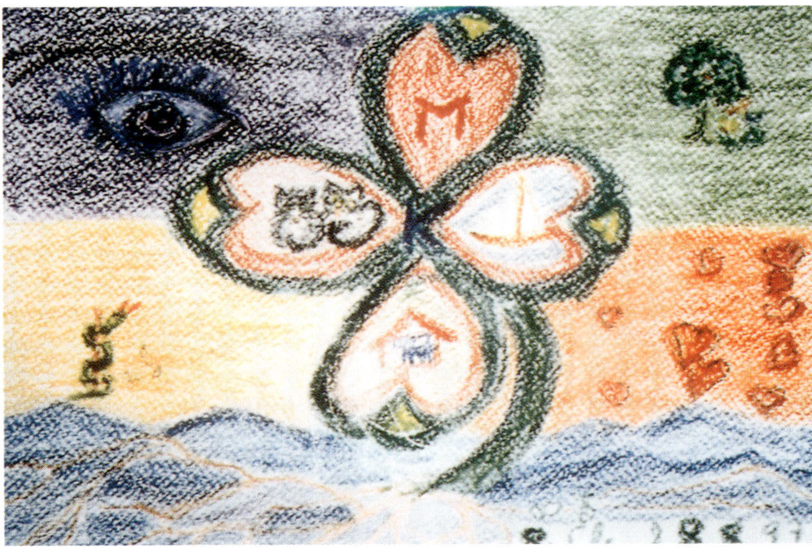

Abb 9 "Vierklee"

Die stehende und die liegende 8 ergaben - aufeinandergelegt - ein Vierklee. Und da konnte ich heute bald losmalen, nachdem ich das rote Epirubizyn fast vollständig verschlafen hatte. Die Temperaturen waren erträglich: die Hitzewelle hörte genau einen Tag vor meinem Chemotermin auf - also auch Glück mit dem Wetter.

Das grüne Kleeblatt in der Taxusfarbe- der Schlauch für das zweite Medikament hat grüne Streifen -bekam ein rotes Herz für jedes Blatt (in der Farbe des ersten Medikaments), Rot-Grün begleitet mich seit der ersten Chemo auf den Bildern.

Kleine gelbe Dreiecke ergaben sich außen an den Blattenden, so daß es jetzt, nachdem das Bildchen fertig ist, wirkt, als halte das Glücksklee meine vier wichtigsten Helfer in der Krankheit umschlossen. Vor den Symbolen in den Herzblättern malte ich einen kräftigen grünen Stengel mit ausgedehnten Wurzelgeflecht. (Jetzt, beim Tippen, fällt mir ein, daß Klee Knollenwurzel hat.)

Umspült und genährt von meinem bevorzugten Element Wasser wirkt die Pflanze kräftig und gesund. Die viele Flüssigkeit der Infusionen ist mir jedenfalls sympathischer als irgendwelche Tabletten.

Ich liebe den Regen, der draußen tropft: drinnen tropft schön regelmäßig mein Sterofundin zum Spülen der Venen in mich hinein. Mir tut nichts weh. Nur der Rücken ist etwas lahm vom Liegen.

Ins Kleeblatt hinein malte ich zuerst ganz oben das Initial meines Mannes. Er hat mir diese Zeit so leicht gemacht, wie es möglich war, auch und gerade die OP-Folgen. "Das war doch krankes Gewebe," sagte er, und der Verlust eines Teils meiner Weiblichkeit machte mir dadurch viel weniger zu schaffen als Mitpatientinnen, deren Männer offenbar die sexuelle Weite der Partnerschaft im Vordergrund sehen. Das war bei uns eigentlich nie so - zum Glück!

Erst wollte ich meinen Schipper mit Seglermütze ins oberste Blatt malen, dachte aber, es würde nicht gelingen. M bedeutet auf keinen Fall Mutter. Sie war meistens nicht sehr hilfreich. Ins rote Beziehungsfeld gehört sie natürlich - außerhalb des Glücksklees.

Dann folgten im linken Blatt die beiden Katzen, die allerdings selten so einträchtig beieinander sitzen.

Gegenüber das Segelboot, das mir gestern das Gefühl wiedergegeben hat, doch noch eine richtige Vorschoterin zu sein. Natürlich übernimmt mein Schipper den letzten Ruck nach der Wende. Und die Luke klinke ich auch nicht mehr, auf der Sitzbank liegend, von innen zu...Und die Persenning zerre ich auch nicht mehr aus der Luke...Und an Bord schwebe ich - 19 Kilo leichter- vorsichtig auf Luftkissenschuhen und je nach Wasserstand auf einer kleinen Gangway.

Springen und ruckartige Bewegungen sind streng verboten. Und ich merke meinen noch "befallenen" Rücken ziemlich schnell bei Überanstrengung.

Unten in der Mitte: das Haus, entweder unser altes Lotsenhäuschen in Holtenau oder das Ferienhäuschen am der Schlei.

Die freien Flächen um das Kleeblatt herum färbte ich zunächst im ganzen ein: orange links unten, darüber fast komplementär lila, gegenüber hellgrün, rechts unten orangerot.

Die Nachtschwester fragte nach der Bedeutung der Farben, und ich sagte ihr meine Assoziationen. Sie berichtete über die positive Wirkung von orangefarbener Unterwäsche bei Menstruationsbeschwerden. Abends ist manchmal Zeit zu solchen Gesprächen.

Orange hatte ich früher gemieden; jetzt suche ich es für Halstücher und Pullover.

Früher trug ich obenherum Schwarz, Blau oder Lila - schön ungesund, aber verbergend. Lila war für mich die Farbe der Ausgeglichenheit, des Bewußtseins, der Melancholie.

Hellrot und Grün lehnte ich als Kleiderfarbe ab, ebenso Gelb. Heute kam ich in knallroter Hose mit weißen Pünktchen hierher.

Die Flächen um das Kleeblatt herum waren noch frei. Mir fehlte noch etwas.

So entstand zuerst das Auge in der lila Fläche. Es blickte zuerst gräßlich angstaufgerissen. Eine Schwester, die meinen Blutdruck kontrollierte, sagte: "Oh!" Daraufhin sah ich mir meine Augen im Spiegel an und setzte die Pupille auf dem Bild etwas höher, fragte: "Besser?" und bekam die Antwort: "Ja, viel schöner."

Da wollte/konnte ich (wieder einmal) etwas nicht stehen lassen, was es war, wurde mir später klar.

Die Pupille sieht jetzt beim genauen Betrachten wie ein Tumor aus. Meine Freundin in Rostock hat einen im Auge.

Orange, die Energie- und Heilfarbe bekam den Aeskulapstab mit Giftschlange und homöopathische Globuli und Tropfen, die kleinen Helfer und Heiler, die in der Klinik verpönt sind.

Grün oben rechts: Mein immer wider auftauchendes Baumsymbol und Blumen. Die Natur ist dicht bei meinem Zuhause und eine wichtige Heilerin für mich.

Rot rechts unten: Über Beziehungen schreibe ich morgen: die Herzen meiner geliebten und befreundeten Menschen sind die wichtigsten Helfer und Heiler für mich, da bin ich ganz sicher.

5.9.97 - 8 Tage sind vergangen. Ich habe mich ziemlich elend gefühlt. Das zusätzliche Medikament gegen die Knochenmetastasen war entschieden zuviel.

Das Auge im violetten Bildfeld blickte weiterhin irgendwie schrecklich, aber auch schicksalergeben, finde ich, durch die El Greco-mäßige veränderte Blickrichtung nach oben.

Das Gesicht in der Pupille, das bei Drehung nach links erscheint, sieht alt und knollennasig aus - eine Alte aus dem Heilkräuterwalde? Die alternative Medizin, der ich mich wieder einmal gefühlsmäßig lieber anvertrauen würde, obwohl ich weiß, daß nur die Schulmedizin helfen konnte?

Beim Nachlesen in I. Riedels Buch über Farben, wurde mir dann klar, daß in diesem violetten Bildfeld, meine Angst steckt, die Krankheit könnte mich doch besiegen oder mindestens erheblich zurückwerfen: "Keine Farbe bewohnt so sichtbar den Zwischenbereich zwischen Leben und Tod" wird da E. Heimendahl zitiert (S.134).

Köstlin (ebenda zitiert) sieht in der "Verbindung von Blau und Rot zu Violett keine wirkliche Verschmelzung, sondern... eine Vereinigung in welcher die beiden Farbenergien sich nebeneinander behaupten, einander bekämpfen."

Zehnten 9.10:15 in der Klinik zur Aredia-Infusion für die Knochen - nicht im Bett, sondern in einem Chemo-Stuhl, nicht im Krankenzimmer, sondern in einem Aufenthaltsraum. Wieder ein Fortschritt... Ich genieße, daß ich allein bin und meinen Text zum 8. Chemobild fortsetzen kann. Heute bin ich mit Schultasche und Büchern hergekommen: "Farben" (s.o.) und "Heilen durch Malen" von G. M. Furth.

Ein kräftiges Rot war bis zum Tode meines Vaters die Farbe meiner Mutter; erst im 18. Jahr danach fing sie wieder an, rostrote Seidenblusen zu tragen.

Lila hatte für mich seit vielen Jahren eine fast automatische Anziehungskraft; sogar Kamm, Zahnbürste, Handtücher wurden in diesen Farben gewählt. Schreiber, Aktenordner, Servietten, Pullover sowieso. Wenn in der Schule ein herrenloser Gegenstand in Lila herumlag, hieß es sofort, er gehöre sicher mir.

Es war nicht die Feministenfarbe für mich. Es paßte schön zu meiner grauen Haarmähne, die ich hoffentlich bald wiederbekomme. Eigentlich war, bzw. ist <u>meine</u> Farbe das Rot der frisch aufgeschnittenen Rote Beete. Da es fast nie zu bekommen war, begnügte ich mich mit Lila.

Im Augenblick fliege ich auf Orange - ein gutes Zeichen. Auch auf der unteren linken Hälfte des 8. Chemobildes ringelt sich die grüne Schlange um den Äskulapstab auf orangefarbenen Grund gegenüber dem schrecklichen Auge im lila Teil links oben.

Zurück zum Auge dort: Die schwarze Augenbraue zog ich ins Bild, weil ich jeden Morgen meine verlorenen Härchen durch grauen Puder optisch ersetze. Dabei spürte ich die Hemmung vor der Todesfarbe wohl... Im ungemischten Violett des Stiftes ist kaum noch Rot. Ich hätte es hineinmischen können. (Überhaupt fällt mir jetzt auf, daß ich überall ungemischte Farben gewählt habe.)

Nelly Sachs schreibt in ihrem wunderschönen Gedicht "Amethyst" (zitiert bei I. Riedel a.a.O. S. 133):
" Schwermut, die war noch flüssig und weinte",
"frische, noch ungestillte Trauer"

diese Gefühle überkommen mich manchmal, auch wenn man allenthalben meine "Seelenstärke" lobt. Ich überlasse mich ihnen aber nicht. Gedanken an den Tod meide ich zwar nicht, aber z. B. beim Spruch in Todesanzeigen: "Gekämpft, gehofft und doch verloren", werde ich traurig, sage aber gleichzeitig zu mir: "Du nicht!" Vor der OP hatte ich ein paarmal die Vision, meine eigene Todesanzeige groß und schwarz an der Klinikwand zu lesen, aber ohne Datum mit nichts als meinem Namen. Das ging einer Mitpatientin auch so.

Violett gilt als "Symbolfarbe für Passion", als "Farbe des Leidens", insofern paßt die Farbe zuweilen zu meiner Befindlichkeit als eben doch noch Kranke. Während ich in diesen eher kindlich-frohen Farben malte, wußte ich, daß die Nebenwirkungen in spätestens 2 Tagen mein positives Körpergefühl erheblich stören würden - und es war auch so.

Das rote Herzenfeld diagonal gegenüber ist denn auch viel kleiner geraten und wird durch das durchgehende blaue untere Viertel abgekühlt. Über die roten Herzen müßte ich noch nachdenken, aber im Augenblick liegen mir nur zwei eher deformierte im Sinn.

Das ist ein anderes Kapitel, Beziehungen zu Kranken und deren Beziehungen zu Gesunden sind schon "ein weites Feld", wie Fontane sagt.

Das 9. Chemo-Bild

Über ein Drittel des Taxols ist durchgelaufen. Das 9. Chemo-Bild steht in den "Hauptsachen": die Taxolflasche bzw. Die besser sichtbare Epirubizynflasche - mit Phantasie zur Neun gebogen, darin ein kleines Porträt von Dr. E., meinem Operateur, der zu einem ausführlichen, von mir gewünschten Gespräch um 16 Uhr hier war. Thema: Wie lange noch diese aggressive Chemotherapie? Die Verträglichkeit der Medikamente, die mein Hausarzt verordnet hat mit der Chemo.... und das Vertrauen meinerseits in Dr. E., einen eher wortkargen, oft ironischen Mann.

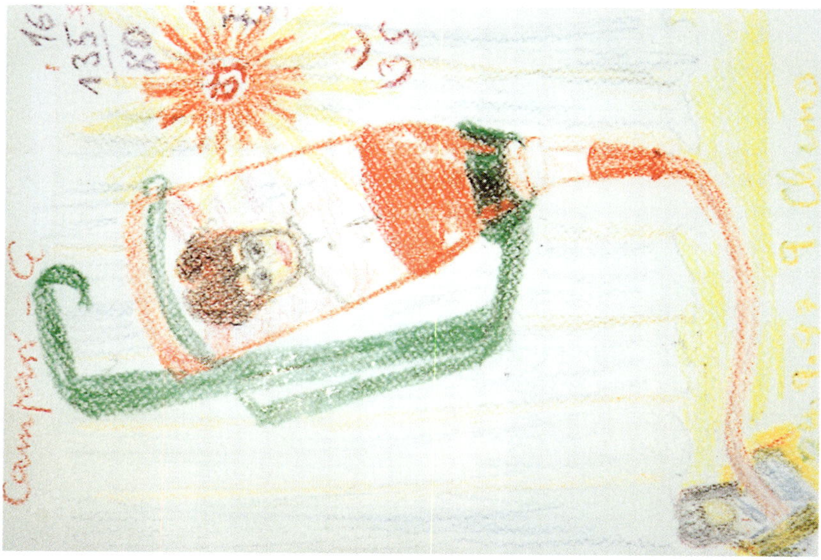

Abb. 10 "Dr. E."

So kam er in mein Chemobild, er, vor dem ich immer noch - wie viele Mitpatientinnen - etwas Angst empfinde.

Meine erste Assoziation war: der Schupo auf der Kreuzung. Fein, dachte ich, dann weiß er den Weg und sagt mir, wohin ich gefahrlos gehen kann. Vielleicht male ich ihm noch eine linke Hand mit erhobenem Zeigefinger.

Die Überschrift: "Campari - E." war die Assoziation zum roten Medikament. Marke "E" klingt ähnlich ironisch, wie E. selbst fast immer, unpassend, wie mir oft vorkam, redet.

Campari ist eher bitter als süß und wird aus Purpurläusen hergestellt, etwas ähnlich Rotem und Organischem wie die Beeren des Taxus. Bitter werden die Nebenwirkungen wieder sein. "Arznei muß bitter sein, wenn es helfen soll", sagt man so. Ich denke immer, wenn ich fit und ganz vergnügt in die Klinik komme, wie widersinnig es doch ist, daß ich ein Gift bekomme, das mir das erlangte Wohlbefinden empfindlich stört, dessen Nebenwirkungen über eine Woche lang das Gefühl des Schwerkrankseins zurückbringen.

Campari erfrischt doch bei sommerlichen Temperaturen...Dies Gift macht müde, müde... E wie Vitamin E oder E 605?

Ich trinke gerade ein orangefarbenes Orthoimmun-Getränk, um das Immunsystem zu stärken, das niedergeschlagen wird. (Die Zahl meiner Leukozyten war leider schon vor der Chemo um 1000 gesunken ... und sie müssen soviel tun...)

Der orangefarbene Schawl, (im Bild links unten nur gelb geraten) mit indischen Sonnenmotiven war mein erstes selbstgekauftes Stück nach langer Isolation. Ich habe ihn locker um Hals und Schultern gelegt. Sieht hübsch aus zu meiner hellblauen "Infusionsbluse" (wegen des Ports unterm linken Schulterblatt am bequemsten). An solche "Dinge" denke ich wieder.

Eine indische Sonne ist auf dem Chemobild rechts neben der Infusionsflasche. Die Zeichen darin könnten 3 mal 3 sein; darüber ein Zeichen für "Busen"? Deutlichkeitshalber habe ich die Zeichen noch einmal vergrößert daruntergemalt: 9 Chemos wegen Brustkrebs.

Vielleicht ist es auch eine Art Sheriff-Stern?

Der obere Blutdruckwert nach Besuch meines Operateurs ergibt ebenfalls 9 in der Quersumme. Spielerei?

Seit dem 7. Chemobild erscheinen Zahlen in meinen Bildern. Das bedeutet wohl, ich zähle jetzt immer unter dem Aspekt „Wie lange noch?“ Zunehmend will ich auch mehr Meßbares wissen und schreibe es auf, sogar im Bild. Eben konnte ich (wieder zu Hause) nach telephonischer Auskunft den neuen Tumormarker ganz unten rechts eintragen (auf dem Foto noch nicht zu sehen). Von über 1000 vor der OP war er nach der 6. Chemo schon auf 176 gesunken und jetzt auf 61! Da macht die Seele einen Luftsprung und fühlt die Kraft, an - wenn nicht Heilung, so doch Stop des bösartigen Zellwachstums zu glauben.

Zurück zum Schupo auf dem Bild! Böses Zeichen könnte die Sichel oder Sense über dem Kopf des Arztes sein. Er hatte mir gesagt, ich müsse akzeptieren, chronisch krank zu sein, die Krankheit sei nicht heilbar (Da habe ich neulich etwas anderes gelesen über Biophosphate, die ich auch gegen die Knochenmetastasen bekomme...) und daher könne er auch nicht sagen, wann mit der Chemo aufgehört werden dürfe. Die fehlenden Haare seien ja wohl nicht entscheidend. Er selbst hat so viele, dichte Kräuselhaare und meinte neulich, es sei doch sehr bequem mit einer Perücke, so ohne Friseurprobleme. Ärztinnen verstehen Frauen eher. Es gibt hier aber fast keine!

Die Sense im Bild war mir unheimlich. Da zeigte sich meuchlings wieder die Bedrohung, die ich meistens vergesse.

Der Knochenmann hat aber nie eine grüne Sense, wie sie auf meinem Bild "zufällig" entstanden ist beim Abmalen der Halterung der Infusionsflasche. Und die rote Sense? Ein Henker hat ein Beil. Also ist Dr. E. nicht so bedrohlich, wie ich ihn manchmal empfunden habe.

Allerdings fiel mir Kafkas Parabel: "Gib's auf!" ein. Der Polizist, nach dem Weg zum Bahnhof gefragt, grinst und sagt:

"Von mir willst du den Weg erfahren?" "Ja," sagte ich, "da ich ihn selbst nicht finden kann." "Gib's auf, gib's auf" sagte er und wandte sich mit einem großen Schwunge ab, so wie Leute, die mit ihrem Lachen allein sein wollen.

Diese Parabel habe ich oft in der Schule besprochen und fand die Botschaft, daß man nur selbst seinen Weg zum Bahnhof, zur Weiter- bzw. Abreise finden kann, immer schön, weil ich selbst der ewigen Ratschläge und Vorschriften, besonders auch meiner Mutter so überdrüssig war.

Während ich noch in die jetzt für mich schaukelnde Schupo-Kapsel blikke, sehe ich Dr. E.s Gesicht eher besorgt. Der grüne Galgen schwebt eher über ihm, denn ich bin ganz klein und unten links auf dem Bild.

Er schwankt nie - denke ich; aber was weiß ich von ihm hinter seiner unnahbaren Außenansicht? Als er aus dem Zimmer ging, lächelte er sogar ein wenig. Es war mir wichtig, mit ihm länger zu reden. Ich habe die ganze Zeit versucht, eine Art Beziehung aufzubauen, ihn auch zu verstehen in seiner Unerbittlichkeit und Kälte. Diese besondere Operateurtätigkeit erfordert geradezu auf ein Minimum reduzierte Gefühle.

Wenn die Schwestern in der Klinik nicht wären...

Eine Schwester kam herein und fragte, ob das neue Chemobild fertig sei und sagte lachend: "Aha, Doc E. als Flaschenteufel, äh Geist in der Flasche. Da ist er eingeschlossen!" Ja; das ist er in seiner gläsernen Kapsel."

Überhaupt fällt auf, wie klein und schemenhaft ich mich unten links dargestellt habe - mit dem überdimensionalen Infusionsschlauch, aus dem Campari E. mich überflutet...

Was will noch ins Bild? Der Fenstervorhang in blau-orangenen Streifen, der heute gegen die Sonne draußen abschirmt und wie immer auch gegen die Welt da draußen.

Heut habe ich leere Infusionsflaschen, Spritzen und Aufkleber für meine ganz persönliche Infusion gesammelt. Eine Collage aller meiner medizinischen Helfer schwebt mir vor. Dokumentation? Souvenir? Zu Hause stehen schon die homöopathischen Fläschchen und Döschen parat.

Kommentar

Ich möchte diesen Text, den ich nur geringfügig gekürzt habe (ich habe die assoziativen Teile und Wiederholungen, die vom Thema abweichen, weggelassen) nach dem Vorhergegangenen nicht ohne Kommentar stehen lassen. Es wird deutlich, bei aller Kritik am einseitig positiven Denken, daß der Mensch in Grenzsituationen natürlich auch Trost braucht. Und er kann ihn sich in selbst gesteuerten Situationen holen. Katharina weiß, wann sie sich ein "schönes" Bild malen muß. Sie ist reif, zu spüren, wann sie dies braucht. Die ärztliche Aufforderung "etwas Schönes zu malen" hätte mit Sicherheit nicht das schöne Aquarell "Heiteres Blumenbild" zutage gefördert. Und sie läßt dem unmittelbar das Bild folgen, in dem sie "sich stellt", ein Bild, das neben Bildern von Munch bestehen könnte.

In einem späteren Brief, den Katharina an mich schrieb, zitiert sie ihren Mann, der zu ihr gesagt hatte: "Du hast Dich gesund gemalt." Die Euphorie des nahe stehenden Menschen, der den ganzen Prozeß hautnahe miterlebt hat, ist verständlich. Für mich grenzt es bereits an ein Wunder, wenn, bei der Schwere des Krankheitsbildes, auch nur ein Bruchteil der geschilderten Wirkungen der Realität entsprechen und es erfüllt mich mit Dankbarkeit und Hoffnung, wenn tatsächlich das Malen so viel bewirkt haben sollte. Und es zeigt mir als Therapeuten, die Richtung und die Technik mit der ich methodisch vorzugehen habe, um die Selbstregulierungen der Seele nicht zu stören, sondern zu unterstützen.[3]

Und es ist ein weiterer Glücksfall, daß Katharina bereits zweieinhalb Jahre einer kunsttherapeutischen Ausbildung hinter sich hatte, die sie motivierte und ihr das Vertrauen gab, es ernsthaft mit dem Malen in einem Selbsthilfeprozeß zu versuchen. Man sieht, und dies ist auch das Besondere an dieser Geschichte, daß es bei bestimmten Medien möglich ist, bis zu einem gewissen Grad den Therapeuten entbehren zu können. Das Bild funktioniert als Behälter für die Übertragung, die abgespaltenen Teile werden auf das Bild projiziert und erlauben der Seele so den Beginn einer Reorganisation, weniger belastet von den alten Fixierungen. Eine der Hauptursachen von Katharinas Krankheit äußerte sich in der Zungenlähmung, dem ursprünglichen Sprachverbot. Dieses konnte nicht direkt symbolisiert, ausgedrückt werden (Ausdrücken auch in dem Sinne, in dem ein Pickel ausgedrückt wird.) Das Verbot blieb im System und verwandelte sich in ein Symptom: die Lähmung und den Krebs. In einem neuerlichen Prozeß des Sich-Ausdrückens entstanden - in einem Kompromiß - die Erleichterungen, die Lockerungen. Der Kompromiß bestand im Anfang darin, das Sprachverbot durch die Malerei zu unterlaufen, d.h. sich ausdrücken zu dürfen und gleichzeitig der Mutter treu zu bleiben. (Es gab ja nicht, wie dies Künstlern im dritten Reich widerfuhr, ein "Malverbot".) Solange, bis sie auch sprachlich gegen ihr Gelübde verstieß und sich damit symbolisch von der Mutter löste. Mit der Lösung von der Mutter löste sie sich auch vom Krebs.

Zum aktuellen Stand der Heilung ist zu sagen, daß sich Katharina zur Wiederaufnahme ihres Studiums angemeldet hat.

Wir haben im Fall der Katharina nicht nur das Glück einer gelungenen Kombination der schulmedizinischen Wirkung und der Wirkung künstlerischen Tuns, wir haben die anfängliche "Übertragungsliebe" zum Medium der Kunst. Die Liebe zur Kunst überhaupt, wie Katharina in ihrem Begriff zur "kunstsinnigen Faru" erwähnt, ist wichtige Voraussetzung. Wenn diese fehlt, wie das natürlich sein kann, kommt es erst gar nicht zu heilsamen Wirkungen, wie ich in dem Abschnitt " Scheitern" darstellen will.

SCHEITERN

Neben die Darstellung der Erfolge gehört auch die des Scheiterns und die Untersuchung der Gründe, wie solches passieren kann.

Ich greife den supervidierten Fall eines Ausbildungsteilnehmers auf. Es nicht so, als ob ich ein Scheitern am eigenen Leibe nicht auch erlebt hätte und immer wieder erleben kann. In diesem Fall war es die gemeinsame Arbeit in der Supervision, die half, das Scheitern für alle Beteiligten befriedigend zu erhellen und zu analysieren.

Herr K. berichtete vom Verlauf einer Gruppe, die er geleitet hatte, in der er zusätzlich zu den Verlaufsprotokollen im Anschluß eigene Bilder zu seinen Gefühlen gemalt hatte. Die "Gegenübertragungsbilder" zeigten einen Verlauf, innerhalb dessen die eigenen Gefühle sich zunehmend öffneten und schließlich bei der Erinnerung an den Tod einer nahestehenden Person und der Trauer um sie endeten. Er meinte, daß die Trauer einer Teilnehmerin seiner Gruppe ihn zu dieser Reaktion veranlaßt habe.

Auf meine Frage, was denn passiert sei, stellt sich heraus, daß sich die Teilnehmerin, Frau L., durch die Frage einer anderen, verletzt gefühlt habe.

Ich wollte Näheres wissen. Er konnte sich nicht erinnern und suchte in dem Protokoll, was denn nun gesagt worden sei. Die andere Frau hatte Frau L. aggressiv gefragt, wo sie denn ihrem Bild sei. Dies habe Frau L. an ihre Schwester erinnert, von der sie immer kritisiert worden war. Daraufhin habe Frau L. kein Wort mehr gesprochen und später die Gruppe verlassen. In einem Einzelgespräch nach einer Woche mit Herrn K. habe die Teilnehmerin gesagt, sie nehme nicht mehr an der Gruppe teil und auch in Zukunft nicht. Sie wolle nichts mehr mit dem "Psychokram" zu tun haben.

Bei der Bearbeitung dieser Geschichte stellte sich heraus, daß Herr K. die eigenen Ängste, verfolgt und ausgeschlossen zu werden, nicht spürte oder ernst nahm. Er war in Ausbildungsseminaren wiederholt in den Mittelpunkt geraten und von anderen heftig kritisiert worden. Er gab schließlich zu, daß er diesbezügliche Ängste verdränge und deshalb Ängste bei Frau L. auch nicht wahrgenommen habe. Unter einem inneren Druck, unbedingt Gefühle zeigen zu müssen, sei er auf die ihm naheliegende Trauer gekommen. Mit den Gefühlen der Teilnehmerin hatten seine nichts zu tun. Die Trauer ermöglichte ihm die Illusion, die Gruppe gefühlsmäßig zu begleiten. Außerdem konnte er so Aggressivität vermeiden. Das Ergebnis war, daß Frau L. sich nicht verstanden fühlte. Da sie selbst Aggression vermied, teilte sie ihm ihr Gefühl, nicht verstanden zu werden, nicht mit, sondern wich auf eine allgemeine Entwertung von Psychotherapie aus, es handele sich um "Psychokram".

Die Gefühle eines Menschen zu verstehen - anderenorts als "Diagnose" bekannt - ist die primäre Fähigkeit des Therapeuten. Sie begründet seine Kompetenz und ermöglicht die Übertragungsliebe, die für eine tragfähige Beziehung unabdingbar ist.

Im vorliegenden Fall gab es noch einen weiteren Mangel, der allerdings nicht Herrn K. zur Last gelegt werden kann. Beim Betrachten der Zeichnungen der Teilnehmerin wurde klar, das bei ihr keine "Übertragungsliebe" zum künstlerischen Arbeiten vorlag. Es handelte sich um brave, sterile und zwanghafte Gestaltungen, ängstlich eingegrenzte und dekorativ sich wiederholende Muster. Es war verständlich, daß sie gefragt wurde, wo sie denn in dem Bilde sei. Es hätte eine große Geduld und sehr viel Empathie des Leiters bedurft, um über die Bilder einen Kontakt herzustellen, da die Gestaltungen dem Stil des Leiters, schwungvoll und malerisch zu gestalten, völlig widersprachen. Unbewußt spürten wohl die Beteiligten, daß an diesem Punkt überhaupt keine Gemeinsamkeiten vorhanden sind. Ein Schaden ist es, daß die Frau in diesem Fall nicht nur für die Kunsttherapie, sondern generell für die Möglichkeiten der Psychotherapien demotiviert wurde.

Auf die Frage, ob und wie denn so ein Schaden wieder wett gemacht werden kann, gab es unterschiedliche Antworten. Es sei bestimmt nötig, daß Herr K. ein neuerliches Gespräch mit Frau L. suche, um ihr mitzuteilen, daß er sie nicht verstanden habe und ihr zu raten, die Möglichkeiten von Psychotherapie nicht zu unterschätzen, es vielleicht in einer anderen Methode nochmals zu versuchen. Bei der weiterführenden Diskussion der Supervisionsgruppe stieß man auf das Problem, daß in der Gesellschaft generell eine geringe Motivation bestehe, sich Hilfe in der Psychotherapie zu suchen, daß vor allem der Leidensdruck bei Neurotikern nicht hoch genug sei. Es kam der Gedanke, daß die " auf Diagnose versessene" Haltung vieler Therapierichtungen zu sehr an die Kälte nicht verstehender Eltern erinnere und dadurch die initiale "Übertragungsliebe" nur schwer entstehen könne. Bei dieser Schwellenangst könne eine Gemeinsamkeit in der Liebe zur Kunst, Musik, Poesie, Tanz oder Theater eine günstige Brükke bilden.

"Die Mutter soll nicht so groß sein!"

Es war dem Teilnehmer peinlich, als er aufgefordert wurde, den Bären, der am Blattrand abgeschnitten war, zu vervollständigen. Schließlich sollte der Bär für die Mutter stehen. Aber eine innere Notwendigkeit brachte ihn schließlich dazu, der Aufforderung Folge zu leisten. Es wurde ihm klar, daß sich in dieser Situation und in der Lösung dieses Bildes seine Ambivalenz der Mutter gegenüber, an der er noch in einem Liebe-Haß-Verhältnis hing, nur allzu deutlich offenbarte.

Schon die Wahl des Bären, eines Tieres, das beides in einem ist:gefährliches Raubtier und Kuschelübergangsobjekt, hatte ihn gespalten und bewogen, es an den Rand zu drängen, seine Bedeutung herunter zu spielen. Wiederholt hatte R. die Mutterthematik zurückgewiesen, sie als für sich erledigt, "abgehakt" bezeichnet. Bei dem Thema "Die Familie als Tiere" hatte er dann das Ergebnis unbefriedigend gefunden. Als jemand bemerkte, daß er einen Teil des Bären, den er der Mutter zugeordnet hatte, aus dem Bild

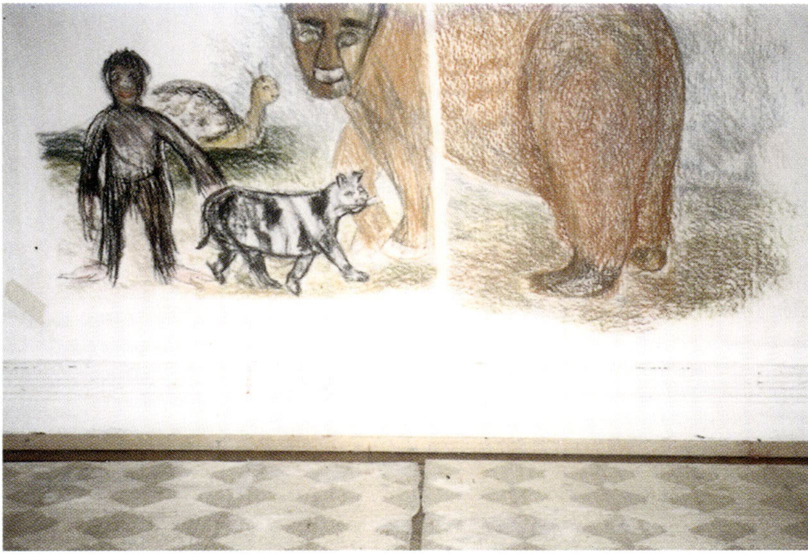

Abb. 11 "Die Mutter als Bär"

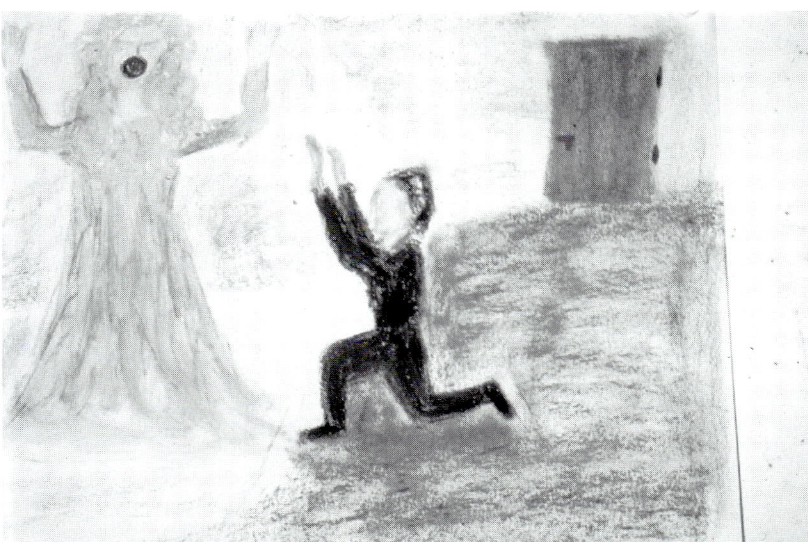

Abb. 12 "Mutter, beruhige Dich"

gelassen habe, ließ er sich darauf ein, durch Anstückeln den Bären zu vervollständigen. (Abb.11, S. 79)

Das Bildsymbol des "zerschnittenen Bären" ermöglichte ihm in der Folge eine ausführliche und ergiebige Bearbeitung der Beziehung zu seiner Mutter und eine Verknüpfung mit dem Ausdruck seines Gefühles von Ohnmacht in dieser Arbeit.

Anmerkung

Ich habe dieses Bild als Übungsbeispiel für einen familientherapeutischen Ansatz in der Kunsttherapie gewählt. Die Übung heißt "Die Familie als Tiere" und kann als primäre oder aktuelle Familie gemeint sein. (Abb. 11 und 12, S. 79)

In den Genuß kommen, einen falschen Ton zu hören

(INTERMISSION RIFF II)

und - am Rande bemerkt - die Notwendigkeit, live Konzerte zu hören. Es geht um die Notwendigkeit, mit der Wirklichkeit in Kontakt zu kommen. Die ist aus den korrigierten Repliken der Medien verschwunden. Die Kosmetik nimmt überhand.

Der Genuß war so, daß sich mir die Haare auf dem Rücken sträubten. Milt Jackson gelang es, den 12. Ton anzuschlagen. Das ist der, der an einer bestimmten Stelle im musikalischen Zusammenhang auf keinen Fall paßt, nicht einmal als Vorhalt. Es ist der einzige Ton, der im Jazz, der über eine Müllverwertungsanlage als System der Improvisation verfügt, nicht nahtlos durchgehen würde. Nicht in dieser Betonung, wenn er als letzter erklingt. Mir war klar, daß Milt Jackson im Aufnahmestudio diesen Ton nicht geduldet hätte. Es hätte einen "retake" gegeben. Im Konzert wird der Bruch unüberhörbar.

"Zeig mir Deine Wunde", Titel der Installation von Josef Beuys im Münchener Lenbachhaus faßt das Thema titelpoetisch zusammen als direkte, persönliche Aufforderung. A. Ehrenzweig schreibt ein ganzes Buch (Ordnung im Chaos: Das Unbewußte in der Kunst. München 1974), in dem

über lange Strecken von nichts anderem die Rede ist, als von den Brüchen in den Kunstwerken der Großen, von Goethes Faust bis zu Mozarts Zauberflöte.

Milt Jackson spielte in diesem Konzert parallel zu einem als Weltstar gefeierten Vibraphonisten, Gary Burton. Gary Burton vermeidet unter allen Umständen, seine Wunde zu zeigen. Er spielte glatt und kalt. Er führte gestylten Ausdruck vor, der nicht aus der Mitte kam. Es war eine exemplarische Vorführung, ein Lehrstück für den, der Ohren hat, zu hören.

Da ich in der täglichen Praxis mit Menschen zu tun habe, die wegen ihrer seelischen Wunden zu mir kommen, oder in ihren Berufswünschen mit Menschen arbeiten wollen, die wegen seelischer Wunden Hilfe aufsuchen, ist es für mich das Anliegen, daß mir die "Kanalysanden" ihre Wunden zeigen. Glücklich der Arzt in der Ambulanz, dem als erstes der Bruch vom Skiunfall gezeigt wird! Meist zeigt sich nur diese verkrümmte Haltung, die bemüht ist, alle Wunden zu verbergen. Bei den Bildern ist es nicht anders. Nur ist es für den Laienmaler schwieriger, die Bilder so zu schönen, als wäre alles in Ordnung. Die fatale Möglichkeit, sich in der Sprache nahtlos ans falsche Leben anzupassen, gelingt nicht mehr in der bildlichen Gestaltung. Pathologisches sickert an den Rändern durch. Manchmal sind deshalb die Ränder offengelassen, um die Brüche nicht zu "Wort" kommen zu lassen. (Ich erinnere an dieser Stelle an Peter Rechs Begriff der "intermediären Sprache", welche das Malen darstellt. Es ist auch Sprache, aber eben anders aufdeckend als die des Small talk.)

Jedenfalls werden manchmal einschlägige Blockierungen aufgelöst, in dem ich beginne, stotternd von mir zu sprechen oder ein chaotisches "Intermission Riff" einzufügen. Dies hat mich die Therapie gelehrt. Dies lehrt mich der falsche Ton, den Milt Jackson spontan zuläßt und der hilft, daß das Ganze zu etwas Überzeugendem gerät.

Die Aufforderung an unsere Analysanden gleicht denn auch einer Paradoxie: seid spontan! Wir lassen sie in dem Wunsch regredieren, daß jeder wieder an seine erste Wunde kommt. Er soll erstaunt erleben, daß er jetzt, im erwachsenen Zustand merkt, daß diese Wunde nicht zum Tode führt, und daß man einen Energiegewinn erlebt, wenn man sie nicht weiter in der Verdrängung hält. Beuys war natürlich Exhibitionist. Er schlägt vor, die Wunde herzuzeigen. Dabei bedient er sich des Tricks eines jeden Narzißten: der andere möge sie doch zeigen. Verständlicher Selbstschutz. Das gilt auch für Freud. Er hat die eigenen Träume nur bis zu einem unverfänglichen Ansatz für die Öffentlichkeit analysiert. Man sieht gerade noch den entzündeten Rand neben dem Pflaster. Schließlich bedeutet dies, das Innere nach Außen zu kehren. Der Kunsttherapeut ist als geborener Voyeur den anderen Therapien ein Stück voraus. Um seiner Schaulust dienlich zu sein, soll der Patient etwas malen, d.h. handeln, um die Wunde unversehens nach außen zu bringen. Da er die "intermediäre Sprache" des Malens nicht beherrscht, kann er auch nicht verhindern, daß die Wunde, die er verbergen will, offenbar wird. Die Verdrängung wird unterlaufen, das coming-out der Wunde akzeptabel auf einem Stück Papier, das nichts bedeuten kann, das nichts ist, "weil ich ja nicht zeichnen kann". Daß perfider Weise der Kunsttherapeut jeden Kleckser ernst nimmt, war nicht abzusehen. Immer wieder gerät er in diese Falle und es erweist sich zum Schluß als wohltätig. Denn jetzt ist heraus, was immer schon heraus wollte.

Das Moralische daran scheint zu sein, daß der Kunsttherapeut dies nicht genießen darf. Er müht sich durch die Bilder der Neurotiker und verliert dabei jegliche Lust, noch irgend etwas anderes anzuschauen. Nicht einmal die Simpson Family im TV. In der Freizeit schließt er die Augen und hört Mozart. Heilender Balsam für die Sinne. Richtige Töne.

Der Genuß, einen falschen Ton zu hören gilt nur für seltene Augenblicke. Wenn es exemplarisch und in einem geistigen Zusammenhang geschieht. Sonst leben wir in einer Welt, die an jedem Straßeneck jene angepaßten Verrenkungen zeigt, die uns die neurotischen Designer und Architekten als Ausdrucksschrott ihres angepaßten Innenlebens aufdrängen. Sublimiert wird uns dies in den mit Schlagschatten ausgerüsteten Bildern von Hopper vorgeführt. Im Zeigen dieser Wahrheiten ist uns Amerika voraus.

Anfügung

Die Technik der freien Assoziation, welche der Verfasser in seinen "Intermission Riffs" vorführt, ergibt manchmal Treffer des Einfallsreichtums, aber auch Aspekte, die zur Selbstkritik ermahnen. Der rote Faden wird sichtbar, wenn der Irrgarten auf den Kopf gestellt wird. Insofern erscheint das Titelbild wie ein Gleichnis für die Methode des Künstlerischen. Einen Irrgarten auf den Kopf zu stellen, ist eine chaotische Handlung. Aber sie bringt auch den roten Faden, um den es geht, nach außen.

Im vorliegenden Fall geht es um das "Anschauen der Wunde", wie es als therapeutisches Ziel formuliert werden könnte. Dabei sind Ziele und Wege krass entgegengesetzt. Groddeck sagt in seinem Buch vom Es, daß es eh

Gott sei, der heile. Der Mediziner hält operational-technische Hilfe für unumgänglich. In den Psychotherapien bewegt sich das Spektrum zwischen der an Erkenntnis interessierten Psychoanalyse und dem zudeckenden, beruhigenden Medikament das bislang der Psychiater verordnete. In den Kritiken wird oft übersehen, daß die das Ich stärkende und beruhigende Wirkung einer Erkenntnis ein Korrelat hat, das auf der körperlichen Ebene mit dem Immunsystem zusammenhängt. Einerseits. Andererseits hat alleine schon die Tatsache, sich Hilfe zu holen, gleich welcher Art, einen Beziehungsaspekt, der allein seelisch zu verstehen ist, die positiven Wirkungen also in einem Feedback-Modus funktionieren und so die Ausschließlichkeit eines allein selig machenden Anspruchs in Zweifel stellen. Es wird immer so sein, wie wir es in der Geschichte von Katharina erfahren (Abschnitt "Kunst in der Klinik), daß es sich um geglückte Kooperation handelt, wenn die Wunde heilt und der falsche Ton genossen werden kann.

III. IDIOGRAFIE EINZELN UND IN DER GRUPPE

Allgemeines zur Methode

Aus der Einsicht, daß jede Psychotherapie , auch die der Gruppe letztlich eine idiografische Arbeit (A. Maslow) ist, habe ich auf das, was herkömmlicherweise als systematische Methodik gilt, verzichtet.

Ich tat dies leichten Herzens, da es auch eher der eigenen intuitiven und künstlerischen Natur entspricht, mich sozusagen "querfeldein" zu bewegen. Ich vertraue darauf, daß mir bei der Begegnung mit einem Menschen, und was für mich dazugehört, der Begegnung mit seiner Lebensspur im Bild etwas aufstößt, das Anlaß zu einer dialogischen Reflexion sein kann, die häufig dann besonders fruchtbar ist, wenn sie nicht prämedidiert ist. Diese dialogische Reflexion vor dem Hintergrund einer bildhaften Lebensspur, eines auch ästhetisch faßbaren Prozesses, hat besondere Hilfen und Bedingungen von Material, Medium, Thematik, Übungen und Settings. Der Versuch einer systematischen Übersicht mit dem dazu gehörenden Vorbehalt kommt im letzten Abschnitt dieses Buches. Man kann ihn als der Methodik zugeordnet auffassen und stellt - dies zu verstehen ist äußerst wichtig - nur Vorschläge dar. Gertraud Butzke-Bogner hat in ihrem diesbezüglichen Band der Reihe den Text wohlweislich "Unter Vorbehalt" überschrieben, um den irrtümlichen Mißbrauch im Rezeptbuchsinne zu vermeiden. Im übrigen ist es natürlich angezeigt, auf die Selbstregulierungsmechanismen des Patienten zu vertrauen und mit der Energie mitzugehen, die von selbst auftaucht. Dabei ist mit äußerster Aufmerksamkeit und Empathie auf die feinsten Äußerungen einzugehen. Wie dieses EINGEHEN aussehen kann, ohne pädagogisch zu sein, das zu zeigen ist u.a. das Anliegen der nachfolgenden Texte.

Es handelt sich dabei um Protokolle, die ich überwiegend im Anschluß an Einzel- und Gruppensitzungen mit Studierenden der Kunsttherapieausbildung verfaßt habe. Wo es im Zusammenhang mit dem Sprechen zu kunsttherapeutischen Interventionen kam, oder umgekehrt, wo es nach dem Gestaltungsprozeß zum Sprechen kam. Da es sich um eine Ausbildung mit starken Anteilen an Forschung handelt, fühlte ich mich vom "Zwang zu heilen" entlastet und der Erfolg zeigte sich für mich in den gemeinsamen Erkenntnissen in der analytischen Arbeit. Es passierte auch hier - Analytiker werden nicht müde immer wieder darauf hinzuweisen - daß Heilung quasi als Nebenprodukt des Erkenntnisgewinns auftaucht.

Ich halte die Einstellung, ein Symptom nicht schnell zum Verschwinden bringen zu wollen, (analog der Geschichte vom irregeleiteten Piloten im Cockpit, der die blinkende Alarmleuchte bloß heraus schraubt, statt der Warnung nachzugehen), sondern darauf zu achten, daß nach der gründlichen Analyse sich die ganze Person verändert und verbessert, für etwas völlig anderes und etwas, das, in aller Bescheidenheit und Geduld, zu erreichen nicht nur realistischer, sondern nachhaltig wirkungsvoller ist. Für diese strukturelle Umwandlung von Grund auf bin ich bereit, sehr viel Zeit und materielle Mittel aufzuwenden. Ich habe das seinerzeit für mich getan und kann es jedermann weiter empfehlen.

Möglicherweise ist der Streit der Schulen müßig. Jede "reine" Methode ist mit Mißtrauen zu betrachten, weil sie versucht, den Zufall und den Umweg zu vermeiden, im Grunde steril und kontrollbesessen ist. Könnte es nicht sinnvoll sein, eine Analogie zu Adornos Satz "Aufgabe von Kunst ist es, Chaos in die Ordnung zu bringen" in einem Transfer auf die therapeutischen Schulen zu wagen? Immerhin gab es früher eine ärztliche Kunst, deren unreglementierter, ja künstlerischer Charakter am ehesten noch in den Psychotherapien nachklingt. Daß also ein Chaos der Methoden Ordnung in die Seelen bringt. So etwas heißt man heute nicht chaotisch, sondern "integrativ". Die Gesellschaft hat ein hochnotpeinliches Gefühl nicht nur für Ordnung, sondern auch für Wohlanständigkeit. (Mir fällt hierzu die Arbeit einer Kollegin ein, die mit Molke versetzten Ton bei Krebskranken erfolgreich einsetzt. Natürlich ist es der fäkalische Geruch der Molke, der alte Zwänge lösen kann.) Die Berührungsängste zwischen den unterschiedlichen Schulen haben zu einer unerquicklichen Pattsituation geführt. Jede Schule beansprucht ein Monopol auf ihre "Methode" und merkt nicht, wie sie damit ihr Wirkungsspektrum einschränkt. Soweit zur Gefahr der "Methodenfixiertheit".

Ich habe mich, was das Medium anlangt, nicht auf das Gestalterische fixiert, sondern beschränkt in der Hoffnung, Typisches sichtbar machen zu können. Auf Regeln muß ich weitgehend verzichten. Es reicht, wenn die wenigen Regeln des analytischen Settings, erweitert durch Ruth Cohns hilfreiche Regeln, z. B. sich selbst zu bestimmen, in der Ich-Form zu sprechen usw., den Therapeuten bewußt, im Hinterkopf sind. Besser allemal ist die selbständige Ableitung einer Regel aus einem Gruppenprozeß heraus, eine Regel nicht von außen auferlegt, sondern von den Beteiligten in ihrem Sinn erkannt und verstanden. Auf diese Weise ist auch der vorläufige und unvollständige Versuch einer Auswahl von Themen, Übungen und Settings zu verstehen.

So oder ähnlich...

EIN BEISPIEL

Wir haben uns darauf geeinigt, gleich zu beginnen und ein Bild zu malen. Ich biete N. eine Platte als Unterlage an. Sie nimmt sich eine andere, kleinere. Als sie die Schere in die Hand nimmt, um einen Bogen Papier abzuschneiden, bemerke ich, daß sie die Schere ganz anders hält als ich sie halten würde. Sie schneidet ein für mein Formempfinden ungewöhnliches Format ab. Als ich ihr eine Rolle Tesakrepp offeriere, dankt sie, sie bräuchte keines. N. faltet das Papier, das etwas über den Rand der Unterlage hinausragt und klemmt es unter das Brett. Ich frage sie, ob es ihr recht ist, wenn ich ihr beim Malen zuschaue. Sie bejaht und holt sich dann die Farben, setzt sich auf den Boden und beginnt zu malen. Ich stelle kein Thema. Es wird nicht gesprochen. Unter dem Malen ergeht es mir ähnlich wie bei den ersten, vorbereitenden Handlungen: ich gehe innerlich mit und erlebe die Bewegungen und die Farbwahl mit den mir eigenen Widerständen. Ich lasse mich wie ein Stück Treibholz in einem wild bewegten Fluß mit fließen und registriere dabei alle Stromschnellen, Felsen und Steine, flache und tiefe Stellen, Strudel und anderes. Dies bringt mich in einen Kontakt mit N., dies erzeugt ein Gefühl. Verstanden habe ich noch nichts. Ich vertraue auf das anschließende Gespräch. Wenn ich mir voreilig schon Deutungen zurechtgelegt habe - die eigenen Ängste bewirken so etwas rasch - zwinge ich mich, sie auf Eis zu legen.

So oder ganz ähnlich beginnen Sitzungen im Medium der Kunsttherapie bei mir. Nach einer ganzen Reihe hatte ich immer mehr begonnen aufzuhören, nach Gesetzmäßigkeiten Ausschau zu halten. Häufig hatte ich bereits innerlich ein Triumphgefühl zu einer passenden Deutung und dann kam doch alles ganz anders! Ich lernte zu akzeptieren, daß wir eine hochgradig *idiografische* (A. Maslow) Arbeit leisten, die uns einerseits zwar immer wieder mit alten Themen konfrontiert, die uns andererseits jedesmal auch mit der lebensgeschichtlichen Fülle und dem Reichtum individueller Besonderheiten beschert, wie dies typisch für Bildgestaltungen ist. Das reicht vom spröden Arbeiten mit dem farblosen, aber in der dritten Dimension wirkenden Ton bis zu ausladenden Bewegungen auf lebensgroßen Bildträgern mit den unterschiedlichsten Farbmedien, von Fingerfarben bis Ölkreiden, von Blei bis Blut.

Der Kunsttherapeut vertraut darauf, daß bei diesem gestalterischen Prozeß bereits eine Menge im Inneren des Klienten abläuft, das er in Erfahrung und zur Bearbeitung in der Sprache bringen kann. Er wird deshalb meistens das Bild, das gerade erst gemalt worden ist und bei dessen Entstehung er selbst Zeuge war, zur Bearbeitung bevorzugen. Es entspricht am meisten dem Wunsch nach einer therapeutischen Beziehungsarbeit im Hier und Jetzt. Dies schließt nicht aus, daß zu anderen Zeiten Bilder, die zu Hause oder zu einem anderen Zeitpunkt gemalt wurden, zur Besprechung kommen.

Ich warte, bis N. zu sprechen beginnt. Sie läßt sich Zeit. Schließlich frage ich, wie ihr Gefühl jetzt nach dem Malen ist. Sie beginnt zu erzählen und berichtet, wie sie sich beim Malen gewundert hat, daß das Bild eine andere Wendung genommen hat, als sie ursprünglich vorhatte. Sie erkennt jetzt eine Form, die sie an einen Traum erinnert, den sie letzte Nacht hatte. Die Form ist dunkel und erinnert entfernt an einen Mann. Sie hat sich vor dem Mann geängstigt. Ich ermutige sie, den Traum ganz zu erzählen. Während sie erzählt, merkt sie, daß noch andere Bildteile ganz gut zu dem Traum passen, den sie ähnlich bereits früher geträumt hat. Aber da habe der Mann ganz bestimmt wen anderes bedeutet. Diesmal ist sie sicher, daß der Mann auch etwas mit meiner Person zu tun gehabt hätte, nur seien das die gerade weniger bedrohlichen Züge gewesen! Ich fordere sie auf, das Bild auf den Kopf zu stellen und in dieser Stellung auf sich wirken zu lassen. Sie tut es und unterdrückt einen leisen Schrei des Erstaunens. Es wirkt in der Tat, wie so oft, völlig anders. Sie sagt, ihr sei jetzt etwas schwindlig geworden. Aber der Mann ist nicht mehr als solcher erkennbar. Dafür wirken für sie Wolken im Hintergrund wie große Brüste. Sie ist jetzt dem Weinen nahe und erzählt lange und ausführlich von ihrer Kindheit und dem Gefühl von Verlassenheit, das sie jetzt noch spürt, wenn sie an ihre Mutter denkt.

"Mir ist das überhaupt nicht neu," klagt sie. Sie hat eine mehrjährige Therapie gemacht. "Warum muß ich das alles noch mal erleben?"

Ich halte mich zurück. Sie quält sich . Schließlich biete ich an:

"Gibt es in dem Bild einen Zusammenhang, der vorher noch nicht so deutlich war?"

Sie dreht das Bild wieder in seine ursprüngliche Stellung.

"Ja, jetzt fällt mir etwas ein."

"Mein Vater hat meine Mutter geschlagen. Und ich mußte anschließend meine Mutter trösten....Aber das habe ich auch schon immer gewußt. Ich habe da nichts verdrängt!"

"Ja...und was ist jetzt der Unterschied?"

"Ich glaube, ich kann jetzt anfangen, darüber zu trauern."

Sie sagt nichts mehr und Tränen beginnen ihre Augen zu füllen.

Auf mich wirkt es so, als vereinigten sich symbolisch die Elemente, als hätten die Wasserfarben als Schrittmacher für die Tränen gewirkt.

Dieses stark zusammengefaßte und wesentliche Aspekte hervorhebende **Protokoll** möchte ich als Ausgangspunkt nehmen, um schrittweise bestimmte in der Methode der Kunsttherapie mir nötig erscheinende Betrachtungen anzustellen. Die Reflexionen werden dabei kursiv ausgedruckt, um den Hintergrund, der im Verlauf der Aktionen nur noch reflexartig anklingt, zu verdeutlichen.

<u>Wir haben uns darauf geeinigt...</u>

In der Tat besteht immer ein Vertrag, auch wenn er nicht formuliert wurde. Der "Kunsttherapeutische Vertrag" könnte etwa so lauten:

a) im Grunde Deines Wesens bist Du ein Künstler und Du befindest dich hier, um diese Deine Fähigkeiten mit meiner Hilfe weiterentfalten und dabei zusehends Selbständigkeit erlangen zu können.(Es ist eine wichtige, auf das Unbewußte wirkende Voraussetzung der therapeutischen Beziehung, ob ich jemanden als Künstler oder als Patienten ansehe. Es gibt Fälle, bei denen ich den Eindruck habe, daß der Patient dem Therapeuten zuliebe immer Patient bleiben will.)

b) dies gelingt nur, wenn ich keinen Druck auf Dich ausübe. Das Bild braucht "nichts zu werden", alles ist erlaubt, wird ernst und wichtig genommen. Ich bin dazu da, um Dich zu begleiten und Dir mitzuteilen, was mir auffällt, ohne daß ich Dich bewerte. Es geht darum, die Bildelemente anzuschauen und die Einfälle, die parallel dazu kommen, mitzuteilen. Wir verzichten auf einen <u>linear-kausalen</u> Zusammenhang zwi-

schen Bild- und Sprachelementen und geben uns einem Prozeß hin, den ich "Symbolbildungsprozeß" nenne. Es handelt sich dabei nicht um fertige Symbole, die der Deutung harren, sondern symbolisch wirkende Schichten, Verdichtungen vorbegrifflicher Art, die bestimmte Gefühlslagen erzeugen, aber nicht unmittelbar in Sprache übersetzbar sind.

Natürlich gibt es kaum eine Situation, in der wir nicht bewerten, was bereits im nächsten Satz des Protokolls sichtbar wird.

Ich biete N. eine Platte als Unterlage an.

Das heißt, ich habe aus mehreren eine ausgewählt, die ich für die beste halte, also vorher schon verglichen und **bewertet** *habe. Die Klientin wehrt sich vielleicht unbewußt und wählt für sich eine andere, kleinere.*

Mir ist im Laufe meiner langjährigen Praxis aufgefallen, daß vom Durchschnitt der überwiegend neurotischen Klienten, hauptsächlich Ausbildungsteilnehmer der kunsttherapeutischen Ausbildung, mit denen ich arbeite, die Mehrheit eher große Formate bevorzugt, etwa DIN A2 bis DIN A1. Es ist klar, daß ich darüber hinaus auch lebensgroße Formate, auf denen an der Wand befestigt gearbeitet werden kann, anbiete.

Dies sind Fragen, die das ***Setting betreffen*** *und natürlich von erheblicher Bedeutung im Zusammenhang mit den Wirkungen sind, die ich erzeugen will.*

Aus den vielen Bedeutungen möchte ich zwei auswählen, die mir besonders wichtig erscheinen. Das ist zum einem der Raum, der Platz, den ich mit dem Format gebe, zum zweiten die Basis, die der Bildträger bedeutet. Zum Raum, den ich gebe, gehört weiter noch die Zeit, die ich zur Verfügung stelle und teile. Sowohl Raum als auch Zeit sind in ihrer Ausdehnung durch ihre Grenzen bestimmt und spürbar. Räumliche und zeitliche Ausdehnung stehen in einem Verhältnis zueinander. Nach einer Phase der Bewegung in Raum und Zeit, in der gestaltet wird, folgt eine Phase in der Zeit, in der hauptsächlich gesprochen wird. Die Umstellung von der einen in die andere kann in ihrer tieferen Bedeutung gar nicht hoch genug eingeschätzt werden. Oft ist sie gekennzeichnet durch längeres Schweigen, so als fiele es schwer, vom nichtsprachlichen Medium umzuschalten.

Sie setzt sich auf den Boden und beginnt zu malen....

In meinem Praxisraum gibt es neben Stühlen, einer Liege und den Materialien auch einen Vorrat von Platten. Tische, zusammengestellt aus Bökken und Platten werden, außer im Kunstunterricht, sehr selten verwendet. Es wird meistens am Boden sitzend oder an der Wand stehend gestaltet. Mit der stärkeren körperlichen Beweglichkeit geht eine stärkere, geistige Beweglichkeit einher. Es findet eine leichte ***Regression*** *hin zu kindheitsbetontem Erleben statt. Die Aufforderung, den eigenen Namen zu gestalten wird begleitet von Sätzen wie:*

"Versetz Dich in die Situation, als Du in die Schule gekommen bist oder das erste mal, als Du versucht hast zu schreiben."

"Schreibe mit der linken Hand, um diese anfängliche Ungelenkheit zu spüren."

"Schreibe mit geschlossenen Augen, um keine Kontrolle auszuüben.."

Das Sitzen am Boden wiederholt auch annähernd ein körperliches Erleben aus der Kindheit, in der Personen, Gegenstände und Räume als sehr groß erlebt worden sind. Wenn ich als Erwachsener am Boden sitze, vergrößert sich der Abstand vom Kopf zur Decke, der Raum wirkt größer als sonst. Ein Kollege meinte einmal, diese Kunsttherapie sei ja wie ein Kindergarten für Erwachsene. Genau das ist es und ist, was unter anderem wirkt.-

Ich stelle kein Thema...

Im Gegensatz zur Arbeit in der Gruppe stelle ich in der ***Einzelarbeit*** *selten ein Thema, es sei denn, ich werde darum gebeten. Ich schreibe auch nicht vor, ob gegenständlich oder "vorgegenständlich" gestaltet werden soll. Der Einstieg in das Tun bleibt weitgehend dem Klienten überlassen. Handelt es sich um erste Stunden, so ist auch ein pädagogisches, motivierendes Geschick erforderlich. Ein im Malen unerfahrener und gehemmter Klient braucht zu Beginn motivierende Hilfestellungen, z. B. Schreiben des eigenen Namens und Ausschmücken desselben u.ä. Aber ich werde bald dazu auffordern, sich ein eigenes Thema einfallen zu lassen oder einfach "das Gefühl, das jetzt da ist" zu malen, sich dem Spiel mit den Bildmitteln* ***hinzugeben****, sich in eine eher passive Verfassung zu versetzen und es geschehen zu lassen. Das heißt nicht, daß ich nicht manipulieren kann und will. Wenn ich einen eher zwanghaften Menschen dazu ermuntere, mit*

Fingerfarben ohne Pinsel zu gestalten, dann gebe ich zu verstehen, daß er "mal loslassen soll" und provoziere damit seinen Widerstand. Zu einem bestimmten Zeitpunkt kann dies eine angemessene Intervention sein, zu einem anderen Zeitpunkt vielleicht verfrüht. In der Regel vertraue ich auf die **Selbstregulierung** *und daß der Klient von sich aus das im Moment passende Material aussucht. Wer starke Kontrolle braucht, wird ein eher zeichnerisches Material bevorzugen, wer loslassen will, tut dies mit flüssigen Farben. Erst wenn mir auffällt, daß ein Klient über einen längeren Zeitraum immer wieder das gleiche Material bevorzugt, ist es an der Zeit, diese Haltung zu hinterfragen. Das gleiche gilt, wenn über einen längeren Zeitraum nur gestaltet, oder umgekehrt, nur geredet wird. Jedes Medium kann zum Widerstand gegen das andere werden. Künstlerische Menschen neigen zum ästhetischen Widerstand, der sich in einem festgefahrenen Stil ausdrücken kann.(Interessanterweise haben wir mit dieser Feststellung eine Parallele zu einer Kontroverse in der Kunstwelt, in der es seit den Positionen der Moderne auch um eine Polarität in der Ästhetik geht, vertreten durch den Gegensatz zwischen dem Akademischen und dem Expressiven wie in der Avantgarde). Ich warte, bis der Klient selbst beginnt, eine Unzufriedenheit in dieser Richtung zu artikulieren und gebe ihm dann nur eine Formulierungsstütze.*

Es wird nicht gesprochen...

Es ist als existierte ein magisches Redeverbot. Ein Kind kratzt etwas in den Sand, eine Mitteilung an einen Erwachsenen, die nach zwei Minuten wieder vom Wind verweht ist, eine Verletzung der durch Wasser zusammen gebackenen Oberfläche, eine Lebensspur, Bänder, Linien, sich ausdehnende Flächen, Girlanden, die ein Schlittschuhläufer hinterlassen hat, Konfetti, eine sich ausdehnende Lache von blauem Urin und lila Kot. Und jetzt suhlt man sich im verbotenen Schwarz, trübt den Sommerhimmel ein und grenzt die unerträgliche Bonbonsüße am Bildrand ein. Da! Und jetzt schießt eine rote Kugel knallhart ins Auge. Die Farbe deckt nicht mehr. Nun gut, dann reißen wir eben diesen Teil einfach heraus!

Ich gehe innerlich mit und erlebe....eigene Widerstände...

Der Einstieg in die für den Kunsttherapeuten typische Haltung wurde mir vor Jahren durch den Kunstpädagogen Itten geebnet, als ich von seiner Übung hörte, die er mit Schülern durchführte. Es ging um den "subjektiven Farbklang", wo unabhängig von irgendwelchen Regeln der Farblehre, jeder zunächst seine Lieblingsfarben zusammenstellen sollte. Dies geschieht natürlich automatisch im kunsttherapeutischen Setting, auch wenn keine ausdrückliche Aufforderung dazu kommt. Ich glaube, daß ich in den zwanzig Jahren seit ich kunsttherapeutisch arbeite, mich am stärksten auf die Wahrnehmung und das Erspüren bestimmter Farbklänge habe verlassen können. Ich habe den Eindruck, daß sich meine innere Haltung dem Klienten gegenüber "einstellt", es ist so als hätte ich plötzlich ein tieferes Verständnis. Es kann auch Ärger oder Wut, ein Hungergefühl oder ähnliches mitspielen. Auf alle Fälle bin ich anders und mehr in Kontakt mit der "Tiefenperson" als vorher. Es ist etwas, das schwer zu beschreiben ist. Ich befürchte, daß es weitgehend auf Begabung beruht und daß es mir schwerfällt, Derartiges systematisch zu vermitteln. Ich bin zuversichtlich, daß, wer erst einmal ausdauernd kunsttherapeutisch gearbeitet hat, auch eine Sensibilisierung in dieser Richtung entwickeln kann. Dieser Kontakt mit der "Tiefenperson" kann auch mangelhaft sein. Das zeigt sich spätestens beim Gespräch, wenn ich merke, daß ich Wesentliches dieser Person nicht verstanden habe. Andererseits kann es auch sein, daß die Person sich selbst nicht vollständig versteht, was meistens dann der Fall ist, wenn ich so Sätze höre wie "Es ist alles in Ordnung", "Mir geht es gut", während das Bild leise vor sich hin jammert.

Wir leisten eine hochgradig idiografische Arbeit...

Ich verwende einen Begriff von Maslow, der mir wie kein anderer geeignet erscheint, das Spezifische der Psychotherapie zu charakterisieren. Mehr noch als in den meisten anderen Medien erlaubt das Malen die Verwendung dieses Begriffs. In Sprache und Musik wird der besondere Ausdruck der Persönlichkeit sehr stark durch allgemeine Regeln eingeschränkt und, wenn wir Zeuge der nur erzählten Lebensgeschichte werden, nimmt uns dies unter Umständen aufgrund sprachlicher Glättungen nicht so mit. Nicht so stark jedenfalls, wie dies ein roh gemaltes Bild vielleicht vermag. Was ich sagen will, ist, daß das Medium Bild den idiografischen Aspekt der Arbeit steigert, intensiviert. Die kontrollierende Sucht eines auf diagnostische Ordnung pochenden Bewußtseins wird frustriert von der Sperrigkeit dessen, was in der Regel ansteht. Will sagen: idiografische Arbeit erfordert ein anderes Krankheitsverständnis, möglicherweise eine vollständige Wende unseres sozio-kulturellen Selbstverständnisses, so wie es die Visionen der modernen Kunst vorwegnehmen, oder wie es analog in der Zen-Praxis angestrebt wird.

Ich warte, bis N. zu sprechen beginnt...

Ich finde, daß dieses Warten der Situation eine neue Qualität verleiht, die sie vom Alltag abhebt und dem Gegenstand, dem die Aufmerksamkeit zugewandt wird, eine zuvor unbemerkte Wichtigkeit zuordnet. Mir liegt daran, kund zu tun, daß ich kein Vorwissen habe, oder wenn ich eins habe, daß ich jetzt von ihm keinen Gebrauch mache und daß im Augenblick meine volle Aufmerksamkeit dem gewidmet ist, was in meiner Klientin vorgeht. Es ist das Selbstverständnis des "Begleitens", des Mitgehens mit der jeweils aktualisierten Energie.

Sie läßt sich Zeit...

Ich könnte auch sagen, sie "nimmt" sich Zeit. In der Dialektik von Haben und Sein, spielt das Nehmen eine eindeutigere Rolle. Im Modus des Habens wird Schweigen zur unerträglichen Qual. Ein inneres Taxameter zählt die verrinnende Lebenszeit. Im Modus des Seins vertieft sich das Da-Seins-Gefühl und die Introspektion rechnet Zeit anders ab.

Sie beginnt zu erzählen...

Ich warte bei diesem Sprechen bis es zu einem Ende gekommen ist. Erst dann stelle ich eine Frage bezüglich eines Bildelements, das mir aufgefallen ist und von dem sie noch nicht gesprochen hat. Mein Augenmerk richtet sich auf vermiedene Formen und Farben. Ich frage nach, ob sie eine bestimmte Form oder Farbe mit etwas in Zusammenhang bringt, eine Form mit einer Figur, eine Farbe mit einem Gefühl. Ein Klient brachte einst die Farbe Rot mit "Eiskalt" in Verbindung. Es stellte sich heraus, daß dies das Endergebnis einer Assoziationskette war, in der sie "Rot" mit einem Kleid ihrer Mutter verbunden und sie ihre Mutter als kalte Person erlebt hatte.

Die idiografische Methode wird hier besonders deutlich: es geht nicht darum, allgemeine Deutungen zu machen, sondern das jeweils Individuelle herauszuarbeiten und es zu teilen.

Sie erkennt jetzt eine Form...

Vorher war es ihr noch nicht bewußt gewesen. Ich habe nach ihrem Gestalten das Bild vom Boden genommen und es mit ihr gemeinsam an die Wand geheftet. Dadurch verändert sich die innere Haltung gegenüber dem eigenen Produkt, es werden neue Zusammenhänge sichtbar. Sie projiziert die Umrisse eines Mannes auf das Bild, wo vorher bewußt keiner dargestellt werden sollte. Ich denke, daß es sicher auch mit einer Übertragung auf mich zu tun hat, was sich dann auch bestätigt.

Das Bild wird häufig von Kunsttherapeuten als eine ***Triangulation*** *innerhalb des Prozesses bezeichnet. Ich finde dies sehr hilfreich. Weil es in der Tat so ist, daß durch das Bild die Beziehung in der Sitzung auf eine besondere Weise konstelliert wird. Gefühle, die dem Therapeuten gelten, Liebe oder Wut, werden in das Bild gebracht und erleichtern so das Sprechen darüber. Es ist oft wie in der Ehe: das Kind kittet die Ehe, nur daß das ein Mißbrauch ist. Hier ist es ein Bild, das die therapeutische Beziehung wechselweise stabilisieren oder dynamisieren kann. Wir werden darauf zurückkommen.*

Ich fordere sie auf, das Bild auf den Kopf zu stellen...

Selbst wenn die Drehung des Bildes - es kann auch nur um 90 Grad sein - wenig Veränderung bringt, so würde ich trotzdem empfehlen, dies immer zu tun. Auch eine subtile Veränderung kann wertvolle Hinweise liefern. Es muß nicht immer eine sprachliche Stellungnahme erfolgen. Es findet immer eine Wirkung statt und: es bewegt sich im Unbewußten etwas.

Ich erinnere mich an eine Reihe von Ausbildungsteilnehmern, die während des ersten und teilweise auch noch des zweiten Ausbildungsjahres wenig bis gar nichts gespürt hatten, schließlich aber sehr tief überzeugt waren, als ihnen bestimmte, tiefe Umstrukturierungen bewußt wurden. Von außen zeigen sich die Veränderungen in zunehmender Klarheit, Verantwortung zu übernehmen, in den Bildern entsteht eine vermehrte Großzügigkeit, u.a. auch zulassen zu können, daß sich Farben vermischen dürfen. (Die Isolation reiner Buntfarben ist oft Ausdruck einer gewissen Zwanghaftigkeit, eine Gefühllosigkeit gegenüber den "Zwischentönen", die als "schmutzig" entwertet werden)

Beim Kippen des Bildes um 180 Grad, wird das Bild spontan anders gelesen. Bildteile, die vorher dominierten, treten in den Hintergrund, andere jetzt hervor. Es kann sein, daß eine Hintergrundfläche plötzlich eine neue Bedeutung enthüllt, die dem Lauf der Gedanken eine veränderte Richtung verleiht.

"Jetzt fällt mir etwas ein..."

Bilder können Schrittmacher bei diesem für die Analyse so unendlich wichtigen Vorhabens des ***Erinnerns sein****. Eins meiner ersten kunsttherapeutischen Erlebnisse war die erschütternde Aussage eines Teilnehmers, der berichtete, wie das Zeichnen von Augen ihn an eine verdrängte Situation erinnert hatte, als er sich im Spiegel angeschaut hatte und eine Krebsdiagnose verarbeiten wollte, die ihm kurz zuvor gestellt worden war. Es stellte sich später heraus, daß die Diagnose falsch gewesen war. Aber den Schock hatte er verdrängt. Nach der Wiedererinnerung kam seine Therapie schneller voran: die Verdrängung hatte die für seinen Entwicklungsprozeß nötigen Energien gebunden.*

Das Erinnern kann durch bewußt gestaltete Gegenstände entstehen, oder wie im Fall von N. durch zufällige Muster im Bildhintergrund, analog etwa den Klecksbildern beim Rohrschachtest.

Auf mich wirkt es so, als hätten die Wasserfarben als Schrittmacher für die Tränen gewirkt...

Es gibt Zusammenhänge zwischen den Materialien und verschiedenen Gefühlszuständen, zum Beispiel zwischen Wut und harten Steinen aus Wachskreide. Die Verwendung einer bestimmten Farbe kann ebenfalls ein Gefühl verstärken. Bei einer Frau reichte das Papierformat und der Sättigungsgrad der Farbe nicht aus, um ihr Gefühl ausreichend auszudrücken. Sie erfüllte ihr Bedürfnis durch einen überraschenden Wutausbruch. Der akustische und motorische Energieumsatz beeindruckte alle und nachdem im Anschluß die Frau darüber sprechen konnte und auch merkte, daß sie nicht abgelehnt wurde, ging es ihr viel besser. Aber in der Regel reichen die Malmaterialien aus, um den Bedürfnissen nach gefühlsmäßigem Ausdruck nachkommen zu können.

Grünewald und der orale Sadismus

Frau L. kommt zur Sitzung mit einer Rolle eines Bildes, etwa 70 X 70. Sie hängt es auf und ich sehe gleich, daß es ganz anders gemalt ist als sonst. Sie sagt, daß sie vor einer Woche in eine sehr starke Depression geraten ist, Auslöser war eine Situation in einer akademischen Veranstaltung, bei der sie einen kurzen Beitrag geliefert und anschließend den Eindruck hatte, sich selbst durch diese Äußerung entblößt und isoliert zu haben. Das Gefühl von nicht rückgängig zu machender Isolation und Verlassenheit hatte sich verstärkt. Dann habe sie das Bild gemalt, woraufhin es ihr wesentlich besser ging.

Ich teilte ihr mit, daß das Bild einen starken Eindruck auf mich mache, auch was seine künstlerische Qualität anlange. Ich lese ein landschaftliches Motiv hinein und sehe den dunklen, fast schwarzen waagerechten Streifen in der oberen Bildhälfte als Himmel. Er gibt das Gefühl einer hohen Spannung, wie vor einem Gewitter. Ich traue mich, ihr diese Assoziation mitzuteilen, weil sie der von ihr geäußerten Depression zu entsprechen scheint. Sie stimmt mir zu und wir spielen gemeinsam die verschiedenen Bild-Perspektiven durch, von der Froschperspektive am unteren Bildrand bis zur Vogelperspektive weiter oben. Es kommt auch zur Sprache, daß bestimmte Bildteile wie eine Frauenbrust zu sehen sind, die Landschaft als "Körper der Mutter" genommen werden kann. Dies ist die naheliegende Konstruktion, um das tiefere Gefühl des Kindes in seiner Mutterverlassenheit zu verstehen. Ich gehe davon aus, daß, wenn eine Depression ohne ersichtlichen äußeren Anlaß auftaucht, es sich um die Wiederbelebung einer früheren Situation handelt, die nicht direkt als Szene erinnert wird, sondern als ein allgemeines und überwältigendes Gefühl.

Mir fiel hierzu der Isenheimer Altar mit der Kreuzigung von Grünewald ein. Mich interessiert da weniger das Expressive im Vordergrund mit den Fleischwunden. Vielmehr rührt mich der Hintergrund an. In diesem erscheint ganz ähnlich ein düsterer, sich gewittrig aufbauender Himmel, in dem die kosmische Verlassenheit des Gekreuzigten symbolisiert wird.

In dem Bild von Frau L. sind nun noch weitere interessante Bildelemente. Es ragen von unten und oben jeweils drei Zähne in den Bildraum hinein. Sie bringt die Zahl drei mit ihren Geschwistern in Verbindung. Während der Pubertät hatte sich bei ihr das Gefühl gebildet, daß ihre Geschwister bevorzugt würden, was während der Kindheit nicht bewußt gewesen war. Während sie dies reflektiert, kommt sie an ihre Trauer, Tränen steigen in die Augen. Ich frage, ob sie andere Gefühle wie Wut unterdrückt hat. Sie kann sich diese nicht vorstellen, räumt aber ein, daß es generell unerwünscht gewesen sei, Ärger zu äußern.

In der nächsten Stunde kommt sie mit einem Bild, das sie in der Ansicht, wie sie es gemalt hatte, aufhängt. Sie findet, daß es ihr nicht so gefalle wie das vorige Bild, es sei in der Farbgebung zu harmonisch, die Spannung fehle. Ich stimme ihr zu, meine aber, daß der relativen Harmonie im Farblichen möglicherweise eine Spannung im Symbolischen gegenüberstehen könne. Ich bitte sie, das Bild um 90 Grad im Uhrzeigersinn zu drehen. (Abb.13) Wo sie vorher ein innenräumliches Bild gesehen hatte, eine Art Tunnel, erscheint jetzt, in der veränderten Lage, ein Haifisch mit aufgerissenem Maul mit Zahnreihe. Ich bin selbst über die veränderte Bildwirkung überrascht. Es ist so, als hätte das Sprechen über die Zähne im ersten Bild fortgewirkt und sich in der unbewußten Gestaltung des Hais ein nicht sogleich erkennbares Symbol gebildet, eine Verstärkung und Bestätigung des zuvor nur angedeuteten Themas gefördert.

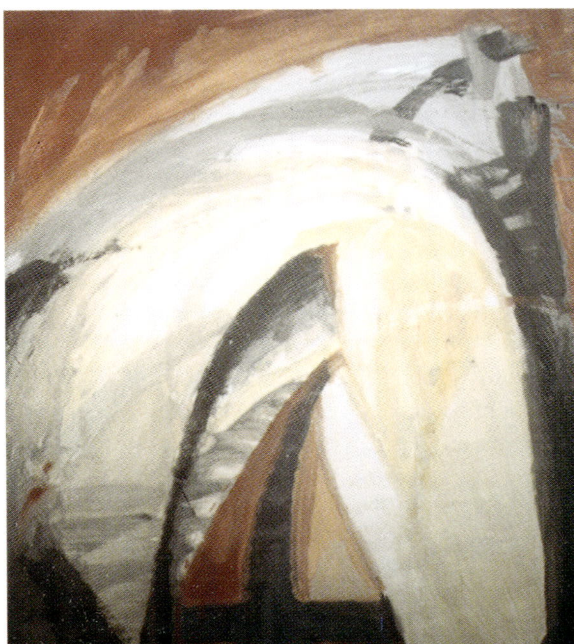

Abb. 13 "Tunnel"

Im Rachen des Hais ist eine dunkle Kreuzform erkennbar, die sowohl als elongiertes Kreuz als auch als Degen oder Schwert gelesen werden kann.

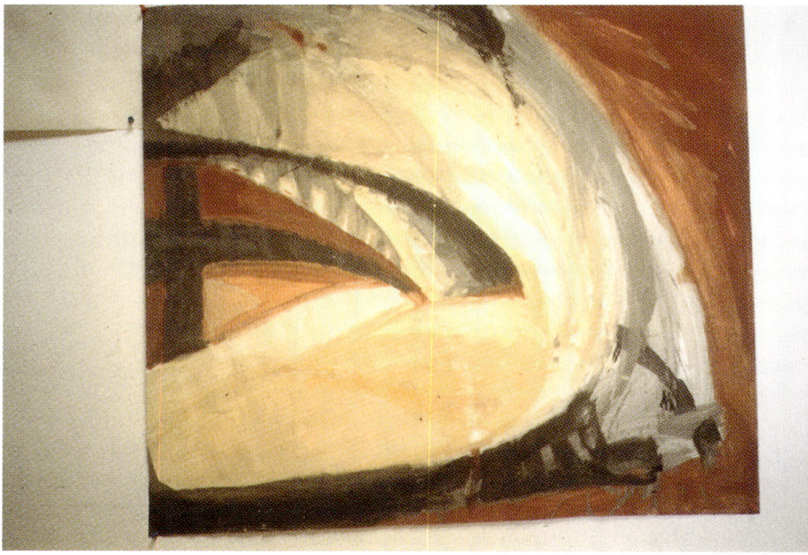

Abb. 14 "Hai"

In einem vorausgegangenen Traum hatte sich Frau L. in einer Kirche befunden, bei der im linken Teil der Boden abgesackt ist. Ich erinnere sie daran und möchte wissen, auf welche Weise Religion und religiöse Symbole in ihrem Leben eine Rolle spielen. Sie bringt sie in Verbindung mit dem Tod nahestehender Personen. Sie kann mein Angebot, die Depression mit unterdrückter Wut in Zusammenhang zu bringen, annehmen. Sie hat die Kreuzform nicht bewußt gestaltet. Ich halte sie für einen unbewußten Rest, als ich ihr von meiner Assoziation zu dem Grünewaldbild berichte. Sie "zieht die Kreuzigung sozusagen in sich rein", verbindet sie mit dem oral-aggressiven Symbol.

In dem Protokoll "Der Alptraum" wird der Prozeß in einem anderen Kontext weiterentwickelt.

Der Alptraum

Im Gegensatz zu dem Abschnitt "Kunst in der Klinik", in dem eine Teilnehmerin ausschließlich von sich berichtet - ich habe den Text nur geringfügig gekürzt - ist das Folgende eine Gemeinschaftsarbeit von Frau L. und mir. Sie hat umfangreiche Teile des Textes überarbeitet und mit mir besprochen. Ihre Beiträge sind kursiv gesetzt.

Frau L. hatte drei Wochen vor der Sitzung, der ersten nach der Sommerpause, einen Alptraum. Sie hatte den Alptraum aber erst später gemalt, nachdem sie eine Kündigung ihres Arbeitsplatzes, den sie seit 24 Jahren inne hatte, empfing. Sie brachte dieses Bild (Abb. 15, S. 105) und zwei andere, blinde Körperkonturen, mit in die Sitzung.

In dem Alptraum ging es um ein Paar, das entführt worden war. Die Stimmung ist leise und diffus, die Farben eher grau.

Die Menschen wirken fast durchsichtig, nicht körperlich. Es ist eine Atmosphäre, in der ich wenig fühle. Ich habe eine unheimliche Begegnung, als ich mit einer fremden Frau um die Ecke des Hauses komme, in dem das entführte Paar festgehalten wird. Da steht ein lauernder Hund, dicht an die Hauswand gedrückt, die Ohren gespitzt, den Schwanz wie eine Antenne ausgefahren. Der Hund ist schwarz, mit kurzem Fell und hat einen ungewöhnlich langen, wurstförmigen Körper. Sie hat das Gefühl, als seien Menschen in ihm versteckt. Während des Schlafes hat sie kein Gefühl der Angst, wacht aber mit starkem Herzklopfen auf, *das ungewohnt lange anhält.*

Wir schauen uns gemeinsam das Bild an. Ich gebe zu bedenken, daß, obwohl der Alptraum vor der Kündigung geträumt wurde, das Bild erst nach der Kündigung gemalt worden sei. Daß also im Bild sich wahrscheinlich eine Vielfalt von unbewußten Gefühlen vermischen würde. Es sei deshalb wichtig, Kernaspekte zu finden und diese zu bearbeiten. Zu einem späteren Zeitpunkt, als wir diesen Text nochmals gemeinsam durchgingen, korrigierte sie mich und meinte, daß der Traum doch mit der Besorgnis um ihren Mann, die sie damals empfunden hatte, in Verbindung zu bringen sei.

Sie bemerkte, daß sie, im Gegensatz zum Traum, in dem nur das Paar vorkam, im Bild auch ein Kind in dem hellen Bildteil gestaltet hatte. *Dieses Kind, eine schattenhafte Figur, sitzt an einem langen Tisch, direkt im Licht unter der runden Lampe, links von den Eltern.* Frau L. ergänzt bei der Besprechung: *der Lichtkegel sieht aus wie eine Glasglocke, unter der das Kind sitzt. So ist es den beobachtenden Augen der "Eltern" preisgegeben.* Der Tisch ist schräg gestaltet, was der übrigen Räumlichkeit etwas widerspricht. Nur ein weiteres Bildelement zeigt diese schräge Perspektive: es ist der Weg, auf dem der schwarze Hund sich bewegt. Das restliche Bild ist in einer wolkig-malerischen Weise gemalt, die keinen Hinweis auf eine konkrete Räumlichkeit gibt. Das Fehlen der Perspektive läßt in mir die Assoziation eines vorgeburtlichen Raumes aufkommen. Nur das Tier und die Konstellation der Personen sind mit einer richtunggebenden Form verbunden.

Da Frau L. eine sehr gute Malerin ist, wirken vor allem die amorphen, wolkigen Stellen des Bildraums überzeugend, dort, wo spontan - unbehindert durch sperrige Objekte, gestaltet worden ist. Diese Stellen wirken gänzlich anders als der etwas unbeholfen (an dieser Stelle widersprach sie mir:

Hund ist schwarz, Hintergrund dunkelblau. In diesem Bild ist der Hund klar abgegrenzt, im zweiten Bild (Abb.16, S. 105) *stimme ich Ihrer Beschreibung zu)*

... gestaltete Hund. Dieser innere Bruch in der Bildgestaltung erweckt meine Aufmerksamkeit. Es kommt hinzu, daß der Hund im Helldunkelkontrast (für meine Wahrnehmung!) nicht ganz klar vom Hintergrund abgegrenzt ist. Im Gegensatz zu ihrer klaren sprachlichen Darstellung - der Hund hat einen "überlangen, wurstförmigen" Körper - spielt in der bildlichen Gestaltung eine Ambivalenz mit, die damit zusammenhängen könnte, daß es Frau L. schwer fällt, ihren "Abgrenzungen" Ausdruck zu verleihen. (Diese letztere Einsicht ist mir aus früheren Sitzungen in anderen Zusammenhängen in der Arbeit mit Frau L. bekannt).

Wir einigen uns auf die (Deutung) Konstruktion, daß das Kind die unbewußten Anteile der Eltern lebt, darunter aber leidet, daß kein Kontakt zu den Eltern da ist. Es ist wie isoliert und in seiner Rolle, gleich den Eltern, in einem Gefängnis. Die Eltern sind "entführt". Sie sind ebenfalls in ihren Rollen gefangen. Der frei umherschweifende Hund repräsentiert die kreatürlich-kreativen Aspekte ihrer Person, die sie in ihrer Malerei lebt, die sie aber auch, in einem anderen Kontext, als bedrohlich erlebt. Sie mißtraut dem Hund. In ihm sind Menschen versteckt, die ihr etwas Böses wollen. Sie hat eine enorme Kränkung durch die Kündigung, die sie nicht erwartet hatte, erfahren. Einerseits ist sie jetzt zwar frei, aber ihr wird erneut bewußt, daß andere die Macht haben, existentiell in ihr Leben einzugreifen. Mit der Ohnmacht erlebt sie wieder ihre Kindheit. So tritt in dem Bild das

Kind hinzu, das im originären Alptraum, der vor der Kündigung war, noch nicht vorkam.

Die Bewußtwerdung der kindlichen Gefühle der Ohnmacht haben weiter gebracht. Im Gegensatz zu vorher bearbeiteten Bildern, in denen viel Ungegenständliches und amorph Geologisches dargestellt war, tauchen jetzt deutlich Objekte auf, die Rückschlüsse auf Beziehungsstrukturen im Innen- und Außenverhältnis zulassen.

In einer Körperkontur, die sie zeitgleich zeichnete, hat sie spontan eine wegwischende Bewegung ausgeführt, so als wolle sie den Oberkörper vom Unterleib trennen.

(Anmerkung: "Die wegwischende Bewegung" ist symbolisch von mir als das starke Herzklopfen nach dem Erwachen gezeichnet worden. In der erhobenen Hand auf dem Körperbild hatte ich das Gefühl etwas wegdrücken zu wollen, zu müssen. Der Bruch im linken Bein und die wegwischende Bewegung empfinde ich als Zeichen, daß ich den Weg für mich sehe, Aggressionen zu entwickeln, aber immer noch Herzklopfen dabei habe, noch nicht sicher dazu stehe und eventuell die Unannehmlichkeiten wegdrücken möchte.) [4]

Dem entspricht auch der Bruch im (subjektiv) linken Bein: mangelnde Erdung und die erhobene, rechte Hand, als wolle sie sich oben festhalten. Rein formal ähnelt die waagrechte Schraffur des Körperbildes den Gitterlinien, die über das entführte Paar im Alptraumbild gezeichnet sind. Beide Symbole, die Schraffur und die Gitterlinien, bedeuten sekundär etwas Unterschiedenes: im ersten Fall "Trennung", im zweiten "Gefangenschaft". Führen wir beides auf die Primärprozesse zurück, dann stehen sie, entdifferenziert, für eins, für den "Mangel".

Frau L. hat am folgenden Tag wieder eine Sitzung und bringt ein Bild mit, das sie zwischenzeitlich gemalt hat. Sie meint, sie hätte nach dem in der Sitzung Gesagten, das Ganze nochmals "bewußter" malen wollen, sozusagen auch Ordnung in das Bildgefüge hinein bringen wollen. (Abb.16)

Das Ergebnis ist, gelinde gesagt, hoch interessant. Offenbar hatte die ungelenke Darstellung des schwarzen Hundes Frau L. selbst unbefriedigt gelassen. Sie zeigt ihn jetzt in der Seitenansicht, wobei die gesamte Länge des wurstförmigen Körpers sichtbar wird. Allerdings wird die Verbesserung der Darstellung um den Preis eines Verlustes auf anderer Ebene erkauft. Es findet sozusagen eine "Verschiebung der Unklarheit" statt. In der Seitenansicht sind nur noch zwei Beine sichtbar, in der Art der Verdeckung, die typisch für Kinderzeichnungen ist.

Eine Zunahme an Klarheit war in der deutlicheren Konturierung der Silhouette des Hundes beabsichtigt. Diese findet zum Teil statt. Jedoch auf den Rücken des Hundes fällt nun von dem Paar ein "Glanzlicht", das diese Stelle unklar erscheinen läßt. Es wirkt fast wie eine Verschmelzung. Und wenn wir weiter vergleichen, fällt auf, daß das schattenhafte Kind verschwunden ist. Frau L. sagt, daß es in den rötlichen Farbfleck (ich werde hier später von ihr dahingehend korrigiert, daß es sich um eine rötliche Figur handele) rechts neben der Öffnung verwandelt wurde.

(...das schattenhafte Kind ist verschwunden, befindet sich jetzt in der roten Figur im Bildteil rechts, Mitte und das bin ich! Dies ist eine wichtige Korrektur für mich.)

Die Konfrontation und der Vergleich beider Bilder erleichtern nun die Bildanalyse und obwohl durch die Veränderung der äußeren, sekundären Bildzeichen vieles in Bewegung gekommen zu sein scheint, hat sich an der Grundstruktur noch nicht viel verändert. Was auch nie zu erwarten ist. Trotzdem ist es sinnvoll, die Schritte, die zurückgelegt wurden, geduldig nachzuvollziehen. Der erste (aktive) Schritt war der Alptraum. Dann erfolgte ein Erleiden in Form der Kündigung (passiver Schritt). Es wurde das erste Bild gemalt (zweiter aktiver Schritt, Schrittmacher). Dann kam die Sitzung mit der Besprechung des ersten Bildes (dritter aktiver Schritt, oder "Sprung mit Hilfestellung"). Dann kam mit dem zweiten Bild ein vierter aktiver Schritt ("Schoß") und mit der zweiten Besprechung ein fünfter.

Was wurde erreicht? In den ersten Schritten kam es von einer überwiegend ungegenständlichen Darstellungsweise (vergleiche hierzu "Grünewald und die orale Aggression") zum Auftauchen wichtiger Objekte. Frau L. hatte früher ihre Eltern immer idealisiert. In der unbewußten Darstellung des Paares sind die Figuren zum erstenmal mit einem Körperschatten dargestellt. Sich selbst als Kind hat sie völlig in Schatten eingetaucht. Im zweiten Bild, das sie absichtlich"bewußt" gestalten wollte, taucht die alte Neigung, die Eltern zu idealisieren, wieder auf.

Die Neigung, meine Eltern zu idealisieren ist sicher noch ein vorhandener Aspekt in dem bewußt gestalteten Bild. Auf der anderen Seite komme ich gefühlsmäßig an die kritische Sicht meiner Eltern heran. Das zeigt sich für mich u.a. darin, daß ich Ihnen bei einer der letzten Sitzungen so ausführlich über meine Geschwister berichten konnte, was ich bisher in der Offenheit vor mir hergeschoben habe. Natürlich steuert das Wunschdenken immer wieder mit.

Jetzt nachdem das Paar als Symbol für die Eltern gedeutet war, wird es in goldenes Licht getaucht, das sogar seinen Abglanz auf die schwarze Wurst, den Hund, wirft. Die alte analytische Deutung von der Assoziation von Kot und Gold, wie auch in der R1ede vom Esel, der Dukaten scheißt (in einer Kindervorstellung, die ich kürzlich besuchte, war in einer adaptierten Version das anzügliche "Scheißen" durch "Erbrechen" ersetzt; man sieht wie das anale Stigma durchs Verschweigen verstärkt wird), taucht auf.

Aber das Objekt Kind ist verwandelt worden. Das scharf umrissene Kind ist verschwunden. Statt dessen wird jetzt ein mehrdeutiger, warmer Farbfleck sichtbar, der auf das ganze Bild überstrahlt. Das Kind hat sich aus seiner Schattenrolle befreit und verleiht dem Geschehen eine neue Kraft. Diese wird in bestimmten Vereinfachungen sichtbar. Das der Bildstruktur und dem Bildrhythmus widersprechende Gitter ist durch ein breites Band ersetzt worden, das nach Meinung von Frau L. die Ablösung des Kindes von den Eltern symbolisiert. Im Bildgefüge spielt diese Form eine starke und lebendige Rolle, indem es von der Starre einer einfachen Horizontale abweicht. Es handelt sich sozusagen um eine "poetische" Formgebeung, insofern als die meisten Vereinfachungen einen poetisch-musikalischen Charakter haben. Und ist es da nicht erlaubt, von einer Wandlung zu sprechen und zu sagen, daß es dem Kind nach der Ablösung erlaubt sei, sich mit den Eltern zu versöhnen, sie als menschliche Wesen mit allen Schwächen zu erkennen? Dann wäre das goldene Licht erlaubt und nicht die Deutung einer Idealisierung. Ich bin skeptisch, ob eine solch schnelle Lösung glaubhaft ist. Trotzdem bleibt die Rückverwandlung des schwarzen Kindes in eine wärmende Farbe ein von Frau L. erklärtes Faktum, das plausibel ist. Hinge dies mit einem Wunschdenken zusammen, wären die Deutungen verfrüht.

Wie dem auch sei, für mich ist sichtbar, daß parallel laufend auch eine Veränderung in der Körpersprache von Frau L stattgefunden hat. Ich bescheide mich damit, daß es nach einjähriger Arbeit normal ist, daß Veränderungen stattfinden und daß natürlich ein einschneidendes, existentielles Ereignis hier mitgeholfen hat, einiges in Bewegung zu bringen.

In der dritten Sitzung, zu der sie wieder ein Bild gemalt hat (Abb. 17, S. 106) berichtet Frau L., daß sie sich entschieden habe, gegen ihren Chef vorzugehen. Sie habe einen Anwalt kontaktiert, der Erfahrung im Arbeitsrecht habe. Sie sei ganz überrascht, daß sie das jetzt mache, weil es nicht ihre bisher gewohnte Art sei. Sie holt sich rechtskundige Hilfe auch in der

Annahme, im persönlichen Gespräch mit dem Chef ihre Rechte nicht ausreichend durchsetzen zu können.

Nachdem die drei Bilder dieser Woche nebeneinander hängen, wird auffällig, daß die Farbe Rot, die im ersten Bild überhaupt nicht vorkam, im dritten Bild eine große Fläche, die Matratze des Ehebetts, einnimmt. Es ist ein in das Gesamte einge-BETT-etes Rot, Symbol einer zum Ganzen passenden Stimmigkeit, sozusagen das Gefühl einer "angemessenen" Reaktion. Zurückverfolgend zum ersten Bild könnte man sagen: Gefühle sind unterdrückt im Schattensymbol des Kindes. Aggressivität wird nicht mit der eigenen Person in Verbindung gebracht. Sie taucht als Fremdes in der Gestalt des Hundes auf. Die Deformation des Hundes kann ein Hinweis auf den Akt der Verdrängung sein. Die böse Macht des Arbeitgebers wird nicht direkt angeschaut, sondern ins Allgemeine verschoben. Mir wurde erinnerlich, daß Frau L. in einer Gruppensitzung "Sandspiel" das Symbol einer Kanone nicht erkannt hatte, obwohl vorher zwei andere Gruppenteilnehmer den Gegenstand als Kanone identifiziert hatten.

Durch die wiederholten diesbezüglichen Deutungen ist sie heute an dem Punkt, diesen verdrängten Anteil eher annehmen zu können, was sich darin zeigt, daß sie beginnt, am Arbeitsplatz ihre Rechte wahrzunehmen. Die zunehmende Klarheit in dem dritten Bild bringe ich hiermit in Zusammenhang und sage ihr das. Ich melde ihr dies, was in meinen Augen einen großen Fortschritt bedeutet, zurück.

(Anmerkung: Bin dankbar für die Rückmeldung des Fortschritts - sehe dieses Bild als ersten Durchbruch)

Den folgenden Abschnitt mußte ich auf den Wunsch von Frau L. hin, sehr stark überarbeiten:

Das Paar auf der großen roten Matratze - ich denke unwillkürlich an Freuds rote Couch - zeigt links den "Mann" auf der Bettkante sitzend mit dem Rücken zur liegenden "Frau" . Der Arm der Frau ist lang ausgestreckt in Richtung des "Mannes". Die große Hand soll die Zuwendung ausdrücken, aber auch, den Bedarf nach Unterstützung in der schwierigen Situation seiner Lebenskrise. Er wirkt wie der auf der Zeichnung der blinden Körperkontur. (Abb. 18, S. 106) Im weiteren Gespräch merke ich, daß ich die Figuren für mich umgekehrt interpretiert habe. Aha, also links die aufrechte Figur abgewandt, sind Sie und die liegende Gestalt ist Ihr Mann? So ist es. Und damit kommen wir zum spannendsten Teil der letzten drei Stunden.

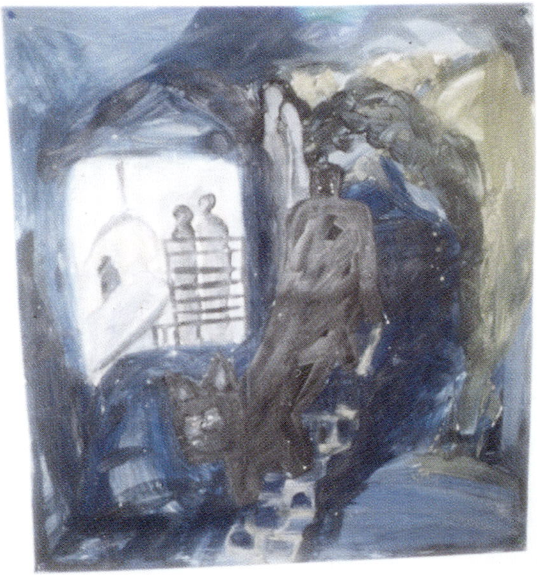

Abb. 15 "Die Entführung"

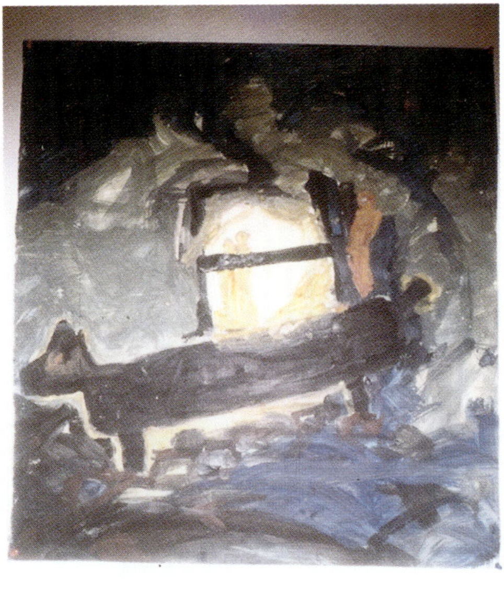

Abb. 16 "Ordnung"

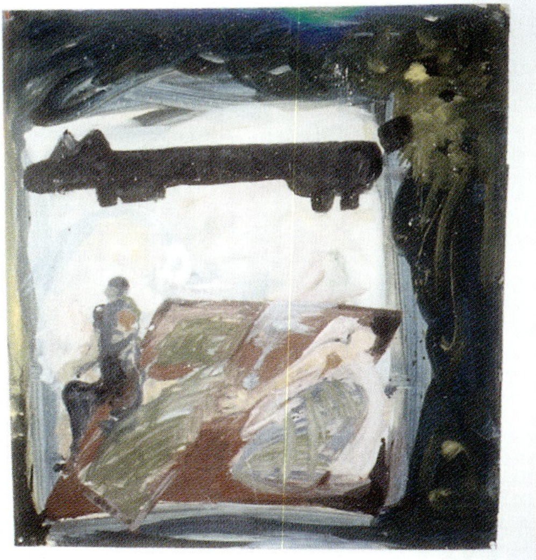

Abb. 17 "Das Ehebett"

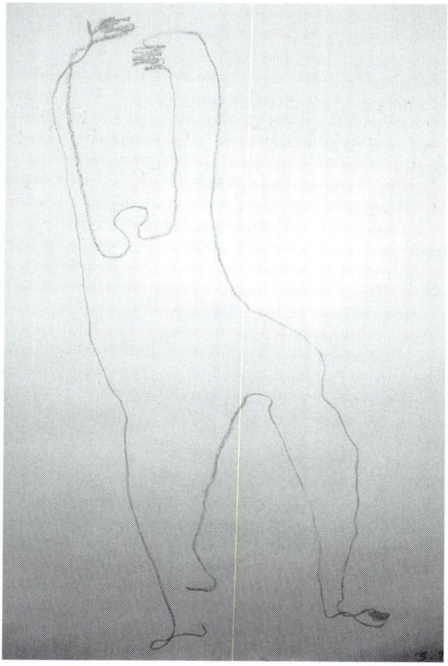

Abb. 18 "Blinde Körperkontur"

Sie korrigiert mich zunächst in meiner Deutung des ersten Bildes, indem es zur Interpretation des entführten Paares als Symbol für ihre Eltern kam. Sie sei innerlich doch stark mit den Problemen ihres Mannes beschäftigt gewesen. Ich frage sie, was ihr zu dem Wörtchen "Entführung" einfalle. Ich selbst assoziiere für mich "Verführung". Ihr fällt "Führung" ein. Ihr Mann arbeitet als Berater für Führungskräfte verschiedener Unternehmen. Die Schwächung durch Krankheit und Depression könnte ihm die Kraft zu dieser Tätigkeit nehmen.- Führungskraft!

Anm. Im Bild mit der roten Couch sehe ich klar dargestellt, was ich oben beschreibe, wie Sie es formuliert haben....die Veränderungen im Verhältnis der Partnerschaft!

Beim Schreiben dieses Textes denke ich, will ich sie verführen oder will ich, daß sie mich verführt? Sicher ist, daß ich sie zum psychoanalytischen Denken verführen will. Das will doch jeder, der lehranalytisch arbeitet. Ich habe ihr in der vorigen Stunde mein Protokoll mitgegeben, damit sie auch von ihrer Sicht her Stellung beziehen kann. Ich habe dabei ein gutes Gefühl und denke "Zur Hölle mit aller analytischen Abstinenz!" Ich nehme das neue Bild als ein Geschenk für mein Angebot an partnerschaftlicher Zusammenarbeit. Oder ist dies, wie kritisiert werden könnte, nur anales Agieren mit dem unterschwelligen Ziel, Abhängigkeit zu erreichen? Mir ist es egal. Ich lasse es drauf ankommen und vertraue darauf, daß ich mit meinen Kolleginnen im Zweifelsfalle immer sehr gute Supervisionen machen kann, die mich regelmäßig auf narzißtische Anteile aufmerksam gemacht haben. Sobald ich mit den dazugehörigen Gefühlen in Kontakt gekommen bin, brechen zwanghafte Zweifel angesichts des analytischen Über-Ich in mir zusammen und ich kann locker weiter arbeiten. An den drei Sitzungen, die ich mit Frau L. verbracht habe, äußerte sich mein Gegenübertragungswiderstand in gelegentlicher Müdigkeit. Im Rückblick bringe ich sie damit zusammen, daß ich mit dem beobachteten, schattenhaften Kind identifiziert war.

Im Schreiben der Texte dieses Buches - und damit mögen gelegentliche Schreibhemmungen zusammen hängen - exponiere ich mich durch den Stil und Inhalt selbst. Der phantasierte Leser ist wie die Eltern, die das Kind unter der Glocke beobachten. Tatsächlich wurde ich in frühesten Lebensjahren von den Eltern bei intimen körperlichen Verrichtungen beobachtet. Die Schwierigkeit, das Schamgefühl zu erinnern, zeigt sich heute in einer starken Besorgnis, einerseits meine "Kanalysanden" nicht zu entblößen, andererseits in der eigenen und eher unbewußten voyeuristischen Lust bei dem ganzen Geschäft der Kunsttherapie. Dies wird öfters in unseren Methodenseminaren diskutiert und es ist wichtig, dies hier anzusprechen. Ich frage deshalb auch jedesmal mit einer gewissen Spannung, ob ich ein Bild fotografieren darf. Es ist mit ein Grund, weshalb zu einigen Abschnitten kein Bildmaterial veröffentlicht werden konnte.

In den Bildern von Frau L. werde ich teilweise von Schamgefühlen entlastet, da sie eine gute Malerin ist. Die Bilder stellen eine hochgradig gelungene Sublimierungsleistung dar. Die Scham ist natürlich auch ein Thema aus der analen Phase, mit dem jeder zu tun hat.

In den Bildern von Frau L. hat Schwarz, bzw. Dunkelheit eine sehr wichtige Funktion. Man kann die inneren Räume, wie oben bereits beschrieben, mit der räumlichen Position des Betrachters in der Gebärmutter assoziieren. Ich kann in den drei Bildern eine Bewegung von innen nach außen feststellen. Die Öffnung, das Leben, rückt immer näher. Versperrt wird der Ausblick im dritten Bild durch den schwarzen Hund, der über dem Ganzen schwebt. Interessant ist an dem Hund, daß der Schwanz durch eine dünne, helle Linie vom restlichen Körper getrennt ist. Ich nähere mich einer Deutung durch eine Verbindung, die unseren Diskurs vervollständigt hatte, die Bemerkung von Frau L., daß sie in Gedanken sehr mit den Problemen ihres Mannes beschäftigt war. Ich frage sie, ob sie diese Lösung des Schwanzes mit einer Verletzung, die ihrem Manne zugefügt worden sei, in Verbindung bringen könne. Sie bejaht dies.

Die Frage stellt sich, wieso diese klar ausgedrückte Verletzung dieses wichtigen Körperteils erst im dritten Bild erscheint. In den beiden vorausgegangenen Bildern verschmilzt der Hund mit dem Hintergrund. Im ersten ist er deshalb kaum erkennbar, im zweiten wird er mühsam heraus präpariert, verschmilzt aber ebenfalls im "Abglanz der Eltern". Erst im dritten Bild kommt er in seiner ganzen Gewalt, die an einen Phallus erinnert, zum Ausdruck. In allen drei Bildern schaut er nach links, wo wir die Mutter vermuten, wo wir die Gebärmutter "ver-Muttern". (Diese in der Sprache mögliche Ent-Differenzierung hilft uns auf die Sprünge zu einem inneren Verständnis der Bilder, in denen die fürs Malen typische Entdifferenzierung an der Tagesordnung ist.) Das psychoanalytische Denken ist der wagemutige Versuch, auf dieser Gratwanderung zwischen entdifferenzierender Begriffsbildung und theoretischer Konstruktion zu wandern. Ich denke bei der Arbeit mit Gestaltungen, vor allem den entdifferenzierten, regressiven Beispielen, kann eine Potenzierung dieser psychoanalytischen Technik stattfinden. (Meine "Verführung" des Lesers besteht darin, ihn anfänglich durch das geordnete, differenzierte Titelbild zu locken. Wenn er das Buch aufschlägt, wird beim Anblick des Abbildes 1 mit Sicherheit ein Widerstand entstehen.[5]

Zur vierten Sitzung brachte Frau L. wieder zwei Bilder mit. Da die vorausgehenden Bilder nicht aufgehängt waren, erkannte ich das gemalte nicht gleich als Fortsetzung der Reihe. Der oben schwebende Hund ist jetzt in seinem Oberteil ausgeblendet. Nur die Beine ragen wie schwarze Zähne schräg vom oberen Bildrand in den Raum herein. Frau L. sagte dazu, wenn sie ein Bild für sich gemalt hätte, wäre sie nie auf die Idee gekommen, diese schwarze Schräge zu malen. Aber da sie aus einer inneren Haltung heraus diese Bilder für unsere Sitzungen malt, käme sie auf ganz andere Bildkonstruktionen. Das heißt - ich möchte dies hier als eine der wichtigsten Überlegungen für die gesamte Kunsttherapie betonen - daß die Bilder, die gemalt oder gezeichnet werden, für die jeweilige therapeutische Beziehung relevante Antworten sind. Wir kennen dies aus den Analysen bei Freudianern und Jungianern. Bei den Jungianern entstehen initiatische Träume, bei Freudianern Träume mit Symbolen, die sich für das spezielle Interesse an Sexualsymbolen anbieten.

Vor dem Hintergrund dieses Gedankens versuche ich, die Interessen abzugrenzen und dann erneut das Gemeinsame zu finden. Mein Interesse galt dem Gedanken der Geburt. Frau L.'s Interesse ihren beruflichen Problemen.

Anm. Mein Interesse gilt dem Bedürfnis mich endlich zu wehren - zu kämpfen - in einer Situation, in der ich früher stillgehalten habe.

Eine Gemeinsamkeit lag sicherlich in der Möglichkeit einer positiven Schau: die Kündigung ermöglicht das Verfolgen neuer Perspektiven in einer unabhängigen Position, dies gleicht einer Geburt. Es verändert auch einschneidend die Verhältnisse in der Partnerschaft, die Macht des Mannes, der zur Zeit in einer Lebenskrise steckt. Auf dem Bild sieht es aus wie eine Vorwegnahme der künftigen Beziehung. Sie ist in einer progressiven Haltung, der Mann in einer regressiven. Im vierten Bild gibt es einen Ausblick auf einen Außenraum. Die zu Gebärende ist jetzt dicht am Muttermund. Es gibt einen Ausblick auf einen Vulkan. Starke Kräfte aus dem Inneren werden freigesetzt. Der Vulkan ist aber auch wie eine große Brust. Auf dieses Symbol der Ernährung und Versorgung bewegt sich die düstere Reihe von Zähnen aus den Himmelssphären herab. Kommt es zu einer oralen Aggression?

Wenn wir die parallele Körperkonturzeichnung anschauen, gibt es da eine mögliche Antwort? Die Zeichnung ist völlig anders als alle vorausgegangenen. In der Tat habe ich noch nie eine Zeichnung dieser Art gesehen. Ich bin gespannt, weil ich mich gefordert fühle. Ich komme in die "Anfänger-Rolle", ich weiß nichts. Es gibt, gottlob in der Kunsttherapie keinen fertigen Kanon von "Deutungen". Alles muß von Grund auf konstruiert werden. Ich frage sie nach ihrem Körpergefühl.

Sie sieht die Spiralen als Symbol für ein Gefühl, das unter der Haut liegt, Beweglichkeit zeigt und die Möglichkeit einer Verlängerung der Gliedmaßen. Die Spirale oder Feder kann gedehnt, verlängert, erweitert werden. In gewisser Weise stehe sie in einem Zusammenhang mit ihrer neu gewonnenen Zuversicht *und Selbstvertrauen*, sich mit Hilfe des Anwalts mehr zu holen als sie gewohnt ist, sozusagen eine Erweiterung ihrer Lebendigkeit, die sich bereits in der Zunahme des Gebrauchs der Farbe Rot angedeutet hatte. Mir fällt mit dem Bild der Spirale der Begriff der Entwicklung ein, wie er in dem Buch von Ken Wilber "Die drei Augen der Erkenntnis" vorgestellt wird, ein anderer Begriff als der des Wachstums. Das, was im Keim schon da ist, das Potential, entwickelt sich, entfaltet sich. Es ist auch in späteren Lebensabschnitten möglich, in denen es kein "Wachstum" mehr gibt.

Zusammenfassung

Die beiden Fokusse aus einer länger laufenden Arbeit zeigen, wie das Bild dem Traummaterial entscheidende Details hinzufügen kann. Eine künstlerische Kompetenz kann in der Therapie einen schwer durchschaubaren Widerstand erzeugen. Abstraktes Gestalten kann ein deutlicher Widerstand gegen die Aufnahme in der Arbeit von wichtigen Objektbeziehungen und der Vermeidung von Schmerz sein, der mit diesen Beziehungen zusammenhängt. Im analytischen Dialog werden Ich-Grenzen gelockert und das Potential zum Umgang mit als schwierig erlebten Gefühlen freigesetzt.

Im Alptraum begegnete uns das Phänomen, daß eine zuvor vermiedene Farbe, hier das Rot, eine Zunahme und Reintegration eines unterdrückten Gefühls in den eigenen Ausdruck begleitete. Ken Wilber zitiert Whitehead im Zusammenhang mit einer Kritik am Szientismus: "Für das Auge des Wissenschaftlers (gemeint ist das des einseitig am Szientismus fixierten Empiristen, der Verf.) ist 'die Natur....eine öde Angelegenheit, tonlos, geruchlos, farblos; nichts als das endlose und bedeutungslose Vorbeihuschen von Material'. Das ist alles, und das ist es auch, was sich ausschließlich zu wissen lohnt'. Und für mich ist es eine absurde Vorstellung, zu meinen, man bewege sich mit der Liebe zu den Tönen, den Gerüchen und den Farben weg von der Wissenschaft.

Die spastische Hand

Die Beziehung des Therapeuten zu den Bildern seiner Patienten oder Klienten ist eine eigene Sache. Ich kann nur über die eigene sprechen. Ich habe beim Verfassen meiner Textabschnitte über 2000 Dias von Bildern angeschaut, die in den letzten zwölf Jahren entstanden sind. Viele Bilder, von denen ich genau weiß, daß sie in Sitzungen bei mir entstanden sind, kommen mir vor, als hätte ich sie noch nie gesehen. Selbst Bilder, zu denen ich Protokolle geschrieben habe, sind mir manchmal ausgesprochen fremd und verschlossen. Es war mir wichtig, dies festzustellen. Es ging ja auch darum, Bildmaterial für das Buch auszuwählen. Ich mußte sehen , daß ich

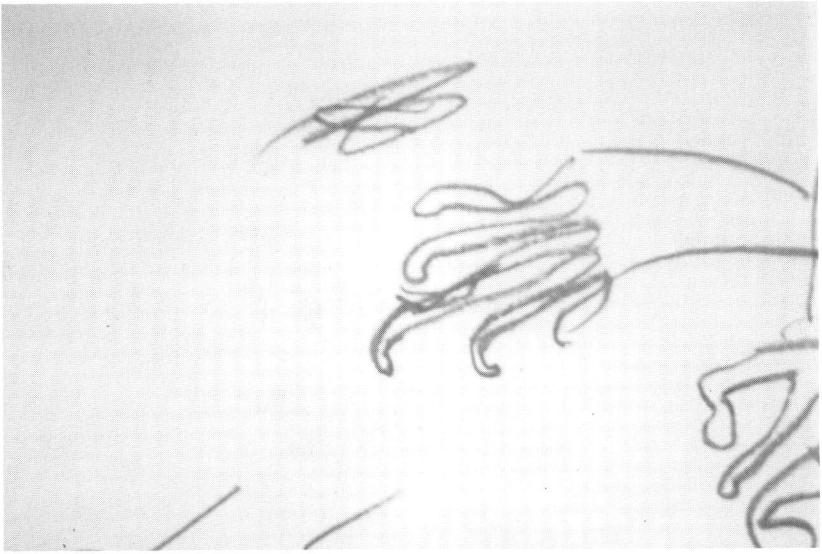

Abb.19 "Spastische Hand"

Bilder fand, die von sich aus sprechen. Das ist mir wohl bei Abbildung 1 gelungen. Zu diesem Bild braucht man kein Protokoll zu veröffentlichen, keine Falldarstellung zu machen. Es erklärt sich sehr schnell selbst. Ein anderes Bild, das mir in die Hand fiel, war das einer Hand, besser gesagt: von zwei unterschiedlichen Händen. Es wirkt auf mich wie die Zeichnung einer spastischen Hand. (Abb. 19, S. 111)

Dieses Bild, das etwa vor einem Jahrzehnt entstanden ist, hatte mich zum Zeitpunkt seiner Entstehung bereits beeindruckt und tut es heute noch. Ich habe es damals aus einer großen Reihe von Bildern, daneben überdimensionale, wie wandflächengroße Formate auf Packpapier, welche die Klientin gemalt hatte, ausgewählt.

Da ich die Gelegenheit hatte, die Entwicklung der Klientin über einen langen Zeitraum zu verfolgen, stellte sich mir die besondere Aufgabe, das Typische der Person mit Eigenschaften des Bildes in Verbindung zu setzen.

Frau E. ist eine Hausfrau in mittleren Jahren, die sich gerade hatte scheiden lassen und wegen Schwierigkeiten in ihrer Situation bereits vor unserer kunsttherapeutischen Arbeit verschiedentlich woanders Hilfe gesucht hatte. Es stellte sich bald heraus, daß ihre Probleme überwiegend aus einer ungewöhnlich schwierigen Kindheit rührten.

Das Bild (Abb. 19) zeigt den Ausschnitt einer Zeichnung, in der sich die Finger einer Hand zugleich wie Fühler und Krallen nach der Mitte des Formats ausstrecken. Die Finger der anderen Hand befinden sich am linken unteren Bildrand. Über der zentralen Hand befindet sich ein flüchtig hin gekritzelter Schatten. Linien am unteren Bildrand lassen vermuten, daß es sich um einen Ausschnitt handelt.

Das zentrale Grundgefühl war der Konflikt zwischen Festhalten und Loslassen. Schon sehr kurz nach der Eheschließung hatte Frau E. den Wunsch gespürt, sich wieder zu trennen. Im Interesse der gerade geborenen Tochter entschloß sie sich, in der Ehe auszuharren, bis die Tochter erwachsen sein würde.

Es bestand ein starker Gefühlszwiespalt zwischen dem Wunsch, anderen gegenüber einfühlsam sein zu können und der Angst, sich selbst nicht durchsetzen zu können. Dies zeigt sich in der Motorik der Linienführung, die eine ausgeglichene Zeichnung verhindert. Aber dadurch entsteht ein starker Ausdruck. Das Monströse ist das des Sich-Zeigens, so wie man innerlich auch wirklich ist. Auf mich wirkt es wie unter aller höchster Spannung entstanden. Es besteht nicht das geringste Bemühen, von dieser

Ambivalenz etwas zu verbergen. Dies zeigt sich auch in dem Verhalten von Frau E. Sie ist in jeder Situation echt und zeigt sich immer so, wie sie sich gerade fühlt. Häufig ist das Gefühl voll des Leidens, des Schmerzes und der unterdrückten Wut. Auf anderen Bildern hat sie riesenhafte Packpapiere aneinandergeklebt, so daß sie bis zur Decke ihrer Altbauwohnung reichen und hat sie bis auf den letzten Quadratzentimeter mit dem bedeckt, was sie zunächst als Wasser, später als ein "Meer nicht vergossener Tränen" bezeichnete.

Die großen Formate, die, in riesenhafte Rollen gedreht, die Anstrengung nicht scheuend, sie im öffentlichen Verkehrsmittel herbei schleppt, sind in wässerigen, zurückhaltenden, lasierenden Farben gemalt. Ihre Motivation zur Therapie ist so groß, daß sie wöchentlich zu drei Sitzungen erscheint. Sie zahlt diese aus eigener Tasche. Wir erkennen aus der ungewöhnlich starken Motivation den Leidensdruck, der dahinter steht.

Sehr häufig - und das dargestellte Bild ist ein ausgezeichnetes Beispiel - gleichen ihre Bilder Psychogrammen. Die Zeichnungen sind spontane motorische Entladungen im Hier und Jetzt. Sie vermitteln eine sinnliche Erfahrung von den inneren Zuständen und lassen viel Raum für Assoziationen aller Art, die wir austauschen.

Die Hand - wir kommen in anderem Zusammenhang beim "Gruppenvertrag" darauf zurück - verweist auf "Handlung", "Tun", "Berührung", "Kontakt", "Schaffen", "Produzieren", "Schöpfen", "Festhalten", "Bewegen" usw.. In ihr symbolisiert sich in besonders hohem Maße der Unterschied zwischen Mensch und Tier. Sie verweist aber auch auf die Schattenseiten des gleichen Objektes: "Untat", "Schandtat", "Sc-Händung" "mit bloßen Händen erwürgen, erdolchen, zerschmettern, vergiften, ermorden".

Die Mehrdeutigkeit oder sogar Widerspruch zwischen "Fühlen" und "Festkrallen" bewirkt eine besondere Irritation beim Betrachten dieser Zeichnung.

Es sieht auch so aus, als sei die Person beim Versuch, einen feinfühligen Kontakt herzustellen, enttäuscht worden und als habe sie aus einem Erschrecken die Fühler zurückziehen wollen, was ihr aber, aus dem Mangel, keine Schnecke zu sein, nicht gelungen ist. Statt dessen wirken die Finger wie von einer äußeren Macht abgeknickt. Bei dem Wort "Ohnmacht" kommen ihr die Tränen. Ihr fällt plötzlich eine Situation in der Kindheit ein, in der sie tatsächlich in Ohnmacht gefallen ist. Das, was wie "Krallen" aussieht, ist in Wirklichkeit nur der ohnmächtige Versuch etwas festzuhalten, was ihr nie gegeben worden war: mütterliche Zuwendung und Urvertrauen.

Die ganze Zeichnung strahlt dieses Gefühl von Deprivation, von grundsätzlicher Bedürftigkeit aus. Diese Bedürftigkeit ist dermaßen in die Grundstruktur der Person, des Verhaltens eingeschrieben, daß sehr viel Zeit in den Sitzungen damit vergeht, diese Verhaltensweisen und wie sie sich in den Gestaltungen zeigen, anzuschauen und zu bearbeiten.

Die insgesamt drei Jahre währende kunsttherapeutische Arbeit wurde beendet, als sich Frau E. genügend gestärkt fühlte, um eine Ausbildung in einer anderen Methode zu beginnen. Als ich ihr zehn Jahre später wieder begegnete, erkannte ich sie fast nicht wieder. Aus der depressiven Frau mit den vor Angst weit aufgerissenen Augen war eine attraktive, selbstbewußte Person geworden, die mir erzählte, daß sie nicht nur ihre Ausbildung abgeschlossen hätte, sondern eine steile Karriere in ihrem neuen Beruf gemacht hat. In diesem Beruf ging es nicht nur um eine fachliche Kompetenz, sondern auch um Kooperationsfähigkeit. D.h. die beiden klassischen Therapieziele, "Arbeits- und Beziehungsfähigkeit" wurden nachweislich erreicht. Ich fragte sie nach ihrer Einschätzung bezüglich unserer Arbeit vor so langer Zeit. Sie war enthusiastisch und befand, daß sowohl das Malen als auch die Gespräche "ihr Leben gerettet hätten".

Ich habe bei solchen Fragen immer die Befürchtung, daß die Arbeit leicht idealisiert und die Erfolge übertrieben werden. Aber ihr Aussehen und ihr Verhalten schienen ihren Optimismus zu bestätigen. Mit einer Einschränkung. Sie sprach über eine grundsätzlichen Bruch in ihrer Person, der voraussichtlich nie zu heilen sei. Den spüre sie ab und zu in kritischen Lebenssituationen in denen sie unter starken Gefühlsschwankungen leide. Da sie aber insgesamt sich als sehr bewußt und "arbeitsfähig" fühle, könne sie diese Tiefen gut überstehen und finde sich somit in dem , was man landläufig als "geheilt" bezeichnet, wieder.

Ich fragte sie, ob sie ihr Bild wiedererkennen würde. Sie bejahte und gab mir die Erlaubnis, von ihrem Fall zu berichten.

Ich will nicht unterschlagen, daß es auch viele Fälle gibt, in denen die Arbeit wenig oder gar nicht geholfen hat. In einem deprimierenden Fall hatte sich ein Ausbildungsteilnehmer immer wieder erfolgreich um die Besprechung seiner ureigenen Probleme gedrückt. Dies endete regelmäßig damit, daß er von einer Kollegin zur nächsten geschickt wurde. Er hatte eine eher einseitige, zwanghafte Struktur und verharrte in einer mißtrauischen, kritischen und vorwurfsvollen Grundhaltung, die eine positive Übertragung nicht ermöglichte. Als er für seine Abschlußarbeit ein Praktikum an einer psychiatrischen Klinik absolvierte, inszenierte er es unbewußt, daß ihm die Betreuung einer durch Suizid gefährdeten Patientin anvertraut wurde. Als diese sich dann umbrachte, was zu erwarten gewesen war und dies von niemandem verhindert werden konnte, schrieb er seine Abschlußarbeit über diesen Fall und trug sie in unbewegten Worten vor.

Die grobe Einschätzung des Verhältnisses von gelungener Arbeit zu Mißerfolgen gleicht etwa einer Gauß'schen Kurve. D.h. es gibt sehr wenig sensationell erfolgreiche, wie der geschilderte Fall, aber am anderen Ende des Scheiterns auch relativ wenige. Die Mehrheit der Klienten und Ausbildungsteilnehmer haben gute bis mittlere Erfolge durch das besondere Medium. Erfolge sind nach Einschätzung der mit der Kunsttherapie arbeitenden Therapeuten bereits zu verzeichnen, wenn nur mit Bildern gearbeitet wird. Dies rechtfertigt die Arbeit in der Pädagogik, Heilpädagogik, Kreativitätstraining, Ausdrucksmalen u.a.. In der Verbindung mit Gesprächen erhöht sich der Erfolg. Eine zusätzliche Steigerung ist möglich, wenn kunsttherapeutisches Arbeiten neben den Gesprächen noch mit einer meditativen Körperarbeit verbunden wird.

Zusammenfassung

Es wird von einem Fall und der Wiederbegegnung mit einer Klientin nach langer Zeit berichtet, in dem, was eher selten der Fall ist, der Verlauf des "Heilungsprozesses" - "Entwicklungsprozeß" wäre dem Verfasser ein genehmeres Wort - fast als sensationell bezeichnet werden darf. Dieser Bericht darf nicht von der Realität der durchschnittlich zu erwartenden Erfolge ablenken. Der Erfolg hängt von sehr vielen Faktoren der Idiographie ab. Auf keinen Fall läßt er sich quantitativ messen. Eine solche Messung hätte durch die Neigung von Personen, auch geringfügige Verbesserungen stark zu idealisieren, keine Geltung. Schließlich hat eine positive Tendenz in der Übertragung eine ähnliche Wirkung wie in einem völlig irrationalen Liebesverhältnis. Beide Partner werden die Beziehung schützen wollen und immer etwas übertreiben. Erst faktische Veränderungen im Leben, wie Arbeits-, Kooperations- und Beziehungsfähigkeit können annähernd objektive Einschätzungen über Wirkungsweisen von Therapien liefern. Dabei ist es noch eine strittige Frage, welcher Anteil besonders stark gewirkt hat. Im Falle von Frau E. sind auch äußere Faktoren zu berücksichtigen, wie Erfolge des sozialen Aufstiegs und des Beruflichen. Dies wirkt ebenfalls stärkend auf Ich- und Selbstwertgefühl.

Die Hilfe der modernen Kunst

Eine Frau äußerte, daß es sie sehr geärgert habe, als sie nicht in der Lage war, ein Haus in der für Erwachsene "richtigen Perspektive" zu gestalten. Sie hatte Vorder- und Seitenansicht so in der Fläche geklappt, wie Kinder das tun. Sie war frustriert, daß in einem Teilbereich ihres Lebens und Handelns, kindliche Züge vorherrschten und offenbar wurden. In ihrem Kampf dagegen, in ihrem Bemühen, eine "richtige" Perspektive zu zeichnen, hatte sich das Haus deformiert. Ich machte sie darauf aufmerksam, daß dieser Konflikt zwischen den Anschauungsweisen nicht nur ihr persönliches, unlösbares Dilemma ist. Es handelt sich um ein Kernproblem in der modernen Kunst, aus dem wir lernen können. Es ist die Spannung zwischen der naiven und ausdrucksstarken Darstellung wie sie bei Kindern und bei expressionistischen Künstlern vorherrscht, sozusagen regressive Kunstformen und den eher kontrollierten, konstruktiven Stilen, in denen eine aufs Abbilden bezogene Darstellung vorherrscht. Ich meinte, daß eine bewertende Haltung gegenüber dem einen Stil zugunsten des anderen sie in ihrem Dilemma festhalten würde und fragte sie, was diese Aussage von mir mit ihr mache. Sie ließ sich einige Zeit mit ihrer Antwort. Sie sagte, es sei ihr klar, daß sie versuche, starke Kontrolle auszuüben und sie ihre eher zarten Persönlichkeitsanteile nicht so sehr wahrhaben wollte.

In der Vorderseite des Hauses, das sie gestaltet hatte, befand sich eine große Tür, die offen stand. Trotz ihres Bemühens, Einzelheiten deutlich zu gestalten, hatte sie es versäumt, die Kanten oder sonstigen Eigenschaften eines Innenraumes zu gestalten. Die Außenumgebung des Hauses verschmolz mit dem Innenraum, so daß es aussah, als wäre hier ein Durchbruch und die Landschaft würde sich im Inneren fortsetzen. Es wirkte wie einer dieser Tricks von René Magritte. Ich sagte ihr, daß dieses Haus nicht nur Elemente des Expressionismus, sondern auch des Surrealismus habe, was uns möglicherweise bei der Analyse der Bilder weiterbringen würde.

Der nächste Schritt bestand darin, sie nach den *Auslassungen* zu befragen. Es war auffällig, daß sie in ihrem ersten Bild der Reihe (es handelte sich um eine Bildgeschichte) das ganze Format mit Landschaft und Haus bis zum letzten Quadratmillimeter ausgefüllt hatte, im nächsten jedoch, in dem Personen auftraten, die Landschaft bis auf wenige Bäume und das Haus fehlte. So als ob anstelle von Teilen der Landschaft Figuren getreten seien. Es gab große Leerstellen, weiße Flächen. Ich forderte sie auf, sich in die leeren Flächen hinein zu versetzen. Sie schloß die Augen. Der Prozeß verlangsamte sich wieder etwas. Schließlich sagte sie: "Ich bin in einem Nebel. Blitze durchzucken ihn."

Die Spannung, die in diesem inneren Bild zum Ausdruck kommt, hat ihre Entsprechung in der Bildkomposition. Die Bildelemente zeichnen sich durch starke Hell-Dunkel-Kontraste aus und durch ein prägnantes Schwarz-Rot in der Hauptfigur. Daß es sich hierbei um starke, spannungsgeladene Farbkontraste handelt, wird von einem im Alltag farbüberreizten und desensibilisierten Auge nicht wahrgenommen. D.h., es bedarf bei unserer Arbeit einer gezielten Sensibilisierung, um zu angemessenen Einschätzungen gelangen zu können.

Als nächsten Schritt hängen wir das Bild auf den Kopf. Hierbei wird die Aufmerksamkeit von den Figuren und dem erzählerischen Inhalt weggezogen und das "Wie" der Bildelemente dominiert das Schauerlebnis. Große Bewegungen werden plötzlich erkennbar. Es wird schwierig, Nonverbales zu artikulieren. Atmosphärisches, Empfundenes, Gefühltes und Geahntes tritt in den Vordergrund. Der Prozeß verlangsamt sich wieder um einiges. Es herrscht Schweigen. Schließlich meinte O., daß sie sich sehr angestrengt fühle. Diese Äußerung ermunterte einen anderen Teilnehmer dazu, zu sagen: "Du siehst jetzt, was Du Dir sonst nicht so gerne anschaust. Aber es gehört zu Dir!" Ich intervenierte, indem ich O. aufforderte, das Bild jetzt nach ihren eigenen Wünschen zu drehen. Sie drehte das Bild um 90 Grad, so daß die Mutter, die im zweiten Bild im Türrahmen steht, jetzt nach oben links wanderte, also auch höhere Aufmerksamkeit beanspruchte. Die Farbe Blau war im ganzen Bilderzyklus vermieden worden, nur die relativ klein im Hintergrund dargestellte Mutter hatte ein intensives Blau. O. meinte, es sei ganz erstaunlich, wie diese kleine Figur jetzt wirke, wo sie die Wichtigkeit der Beziehung zu ihrer Mutter doch immer so klein halte. In dem Märchen kommt der Vater nicht vor. An männlichen Personen war ihr nur ein wütender Zwerg eingefallen. Sie kam sehr schnell darauf, was diese Variante des Märchens und vor allem die Auslassungen mit ihr zu tun hatten.

Und es war deutlich sichtbar, daß die Bewegung nicht nur in ihrem Kopf stattgefunden hatte.

Nähe und Ferne im Bild

ZUR FRAGE DER RÄUMLICHKEIT

Frau H. malte ein Bild zu einem Zeitpunkt, als ihre Mutter schwerkrank im Krankenhaus lag.

Die Komposition ist kreisförmig und wirkt wie der Blick durch ein Fernrohr, das auf eine Landschaft gerichtet ist. In der unteren Bildhälfte befindet sich Wasser, das sich bis zu den entfernten Bergen erstreckt. Die geometrisch angeordneten Berge in der Ferne wirken befremdend, da sie in leuchtend gelbroten Tönen gemalt sind. Farbperspektivisch stellen sie Nähe her, raumperspektivisch sind sie fern.

Wir stoßen in Bildern von Laien häufig auf Widersprüche der Wahrnehmung und Darstellung dieser Art. Im Expressionismus werden die klassischen Regeln der Farb- und Raumperspektive vertauscht, um einen besonderen ästhetischen Reiz zu erreichen. Gleichzeitig bleiben die figurativen Bezüge vergleichsweise banal bei Motiven wie Landschaft, Stilleben oder Porträts. Im Gegensatz etwa zum Surrealismus. Wenn in den Bildern von Patienten diese Vertauschungen vorkommen, so haben sie mangels der ästhetischen Absicht nie diesen Reiz, den die absichtliche Gestaltung des expressionistischen Künstlers erreicht. Erst in den Gestaltungen bei starken seelischen Störungen wird die "Banalitätsmauer" des neurotischen Wahrnehmungszirkels durchbrochen. Da vermischen sich optische Regelverletzungen mit Brüchen im Sinnhaften, wie es in surrealistischen Bildern vorkommt.

Um diese, von Laien meist nur unbewußt empfundenen Gesetzmäßigkeiten, zu demonstrieren, ist es, wie bereits erwähnt, sinnvoll, wie im vorausgehenden Abschnitt bereits erwähnt, das Bild auf den Kopf zu stellen um dann erneut die Bildverhältnisse auf sich wirken zu lassen. Auch der Laie wird, wenn er nicht gerade farbenblind ist, die Veränderung der farbperspektivischen und räumlichen Verhältnisse erstaunt wahrnehmen, von den gefühlsmäßigen ganz zu schweigen.

Bei dem Bild von Frau H. verwandelte sich das Blau des Wassers in die Farbe des Himmels und der in warmen Farben gehaltene landschaftliche Hintergrund verwandelte sich plötzlich in einen nahen, begehbaren, Sicherheit gewährenden Boden.

Frau H. stellte nun die Frage, ob dieser Effekt nicht damit zusammen passe, daß sie starke Angst um ihre Mutter habe. Die Vorstellung, ihre Mutter zu verlieren, erfülle sie mit Panik. Gleichzeitig wolle sie von diesem Gefühl nichts wissen. Ich fragte sie, wie sie dies mit dem Bild in Zusammenhang bringe. Sie meinte, daß sie die Gefühle für ihre Mutter in die Ferne gerückt habe. Und was ist mit dem Wasser? Ja, das sei ihre Unsicherheit bei ihren Gefühlen zu Männern. Sie ist in einen verheirateten Mann verliebt, der sie stark an ihren früh verstorbenen Vater erinnert. Beide sind für sie nicht erreichbar. Man kann bei diesem Bild deuten, daß der Wunsch nach der Nähe zu einem unerreichbaren Partner eine Bildparadoxie bewirkt hat: die farbperspektivisch nahen Farben waren aus einer unbewußten, ihr Beziehungsmuster betreffenden Motivation heraus, in die Ferne gerückt worden. An diesem Tag hatte sie starke, ambivalent mit Schuldgefühlen vermischte Gefühle ihrer Mutter gegenüber. Sie hatte eine fremde Person beauftragt, ihre Mutter ins Krankenhaus zu fahren.

Ich erinnerte sie an ein Bild, das sie früher gemalt hatte. Sie hatte sich als kleines Mädchen an einem Bach gemalt. Das Bild drückte eine starke Verbundenheit mit der Natur aus, aber auch eine große Einsamkeit. Sie bestätigte diese Erinnerung und fügte hinzu, daß sie sich trotz der Beziehung zu ihrem Freund und der Tatsache, noch im Elternhause zu leben, sehr einsam fühle.

Dies bestätigte meinen Eindruck ihrer Person. Frau H. ist eine sehr attraktive, glutvoll wirkende Person in mittleren Jahren, eher jünger aussehend. Dabei zeigt sie ein stark kontrolliertes Verhalten mit einer gewissen Kühle, die im Kontrast zu einem intensiven Augenausdruck steht. Das Kontrollierende ist bestimmend für ihre anfänglichen Bilder. In einer Darstellung eines Tieres in einer tropischen Wüstenlandschaft ist die Gestaltung des Tiermauls undeutlich, so, als trüge das Tier einen Maulkorb. Wir hatten bei der gemeinsamen Besprechung überlegt, ob es sich hier um ein unbewußtes Symbol für ein Sprachverbot handeln könne. Tatsächlich hat Frau H. Schwierigkeiten, ihre Gefühle zu zeigen oder von ihnen zu sprechen. Auch ihre Art, kontrolliert und säuberlich zu malen und zeichnen, zeigt die Neigung, die Gefühle zu verbergen, nichts von sich zu zeigen, oder wenn, dann durchs Fernrohr oder in einer Landschaft in einem fernen Land.

In einer späteren Übung entschied sie sich dafür, ein Bild mit Fingerfarbe zu malen. Es entstand wieder ein Tier in einer Landschaft. Offenbar hatte das Medium bewirkt, daß eine tiefere Schicht ihrer Person sich äußern konnte. Das Bild, obwohl vom Motiv her anderen von ihr gestalteten Bildern ähnlich, war in der Struktur völlig anders. Die Landschaft sah aus als wäre sie eine zerrissene Haut über einem glühenden, noch schwelenden

Untergrund. Durch die Berührung ihrer Finger mit dem Medium der glitschigen Farbe hatte sie ihr gewohntes, kontrollierendes Verhalten aufgegeben und unbekümmert um glatte Oberfläche in Klecksen ein lockeres Bild hingesetzt, welches die ganze Gruppe interessierte und begeisterte. Die Gruppe war deshalb begeistert, weil spürbar war, daß sich jetzt ein ganz starkes Gefühl, das mit dem Element Feuer in Verbindung gebracht werden konnte, unverhüllt zeigte. Die Berührung mit dem Material hatte auch eine Nähe zum Betrachter hergestellt, die sie sich immer schon gewünscht hatte und dies hatte sie von dem Zwang zur Distanz befreit. Sie wirkte kontaktfreudiger und auf Befragung bestätigte sie innere Veränderungen und daß sie sehr bewegt sei.

Zusammenfassung

Der insgesamt über vier Jahre laufende Selbsterfahrungsprozeß von Frau H. zeigt an den dargestellten Situationen, wie das Medium der Bildgestaltung helfen kann, sprachlich schwer Ausdrückbares zu unterlaufen und es in Bildsymbolik zu äußern. Anfänglich zeigt sich das Sprachverbot in Bildern mit hermetischen Symbolen. Sie wirken wie Verstopfung und an äußeren Druck Angepaßtes. Der Haß auf die besitzergreifende Mutter wird in Sorge um sie verkehrt, das unterdrückte Gefühl erscheint im Bild als giftiger Farbklang und betuliche Sorge um Oberflächentreue. Erst gegen Ende der Selbsterfahrung, die in Gruppe und Einzelarbeit stattfand, gestattet sich Frau H. den Gebrauch der Fingerfarben und kann ein Bild malen, das eine Ahnung von den Veränderungen spiegelt, die sich inzwischen bei ihr eingestellt haben.

Heraldik

ÜBUNG ZUM NARZISSMUS

Ein Wappen für sich selbst zu entwerfen, ist der einfachste Weg zur Darstellung der eigenen Identität, des Namens, der wichtigen Identifikationen und des Selbstwertgefühls. Die von Bion angebotenen Grundannahmen enthalten die "Paarbildung", welche die Identifikation mit den adligen Vorbildern und deren Familiengründungen enthält. Deshalb das nicht erlahmende Interesse an Märchen mit ihren Prinzessinnen und Prinzen und an der Presse, die sich in Enthüllungen über Königshäuser erschöpft und bis zur massenhaften Anteilnahme am Schicksal der Diana reicht. Aber auch die andere Grundannahme "Kampf" wird angedeutet.

Diese Übung kann sehr gut zu Beginn eines Gruppenprozesses vorgeschlagen werden. Bereits in der Gestaltung des äußeren Rahmens, des "Wappens" gibt es unendliche Variationsmöglichhkeiten einer individuellen Gestaltung, die von strenger Formierung bis zu einer dekonstruierten Kontur reichen können. Die Form der Bindung an die Familie wird abgelesen an der Art, ob und wie der Nachname weggelassen wird oder nicht oder ob nur der Nachname verwendet wird und schließlich, wie darüber gesprochen wird.

Durch das Wort "Wappen" wird über die sprachliche Herkunft ("Waffe") der emotionelle Rahmen der Thematik Aggression und Schutz hervorgerufen.

Im Rahmen einer Systematik von kunsttherapeutischen Übungen gehört das Wappen zu den Selbstdarstellungen wie das Namensbild, oder das Körperbild.

Beim Namensbild findet die Steuerung der Regression über die Benennung im Kern des Bildes statt, die Ausschmückung der Leerflächen dienen, je nach Temperament der Entgrenzung oder nicht. Beim Körperbild beginnt die Übung mit der Grenze, dem Umriß der Figur. Die Regression beginnt mit anderen Faktoren: der Lage (liegend oder aufrecht), Darstellung des Innen oder Außen, nackt oder anatomisch, Symbolik von Energieströmen oder Bekleidung.

Schaulust

DIE THEATERAUFFÜHRUNG, BEISPIEL EINES GELEITETEN TAGTRAUMS

"The guided daydream", wie ich ihn von William Schutz lernte, der auch als "Phantasiereise" bezeichnet wird und über den es im deutschsprachigen Raum wissenschaftliche Literatur von Leuner gibt, bietet eine exzellente Chance, unbewußtes Material bewußt zu machen. Es sind aber auch durchaus bewußte Inhalte, über die zu sprechen schwerfällt, die auf diese Weise, wenn anschließend eine oder mehrere Szenen des Tagtraumes im Bild gestaltet werden, sich zeigen können. Der homosexuelle Teilnehmer einer Gruppe, der seine Sexualität zwar nicht verheimlichte, aber so gut wie nie über seine Phantasien sprach, zeigte in einem Bild, das im Anschluß an einen geleiteten Tagtraum gestaltet worden war, eine sehr klare Darstellung seiner sexuellen Phantasien innerhalb des "Familiendramas".

Daß es sich um eine Theateraufführung handelt, wird ersichtlich an dem Vorhang am oberen Bildrand. Es ist eine kleine Bühne, die vollkommen von dem elterlichen Bett eingenommen wird und damit die Intimität der modernen Kleinfamilie spiegelt. Die Mutter, dominierend, liegt zuoberst. Der Vater, auf dem Rücken liegend, kann sein Glied nicht in die Mutter einführen, da sich der Sohn dazwischen gedrängelt hat und am Glied des Vaters saugt. Dadurch verschwindet der Penis des Vaters fast ganz und wirkt in Relation zur Erektion des Sohnes, die fast bis zur Höhe der Achselhöhle reicht, winzig. (Abb. 20)

Durch diese Szene wird die Umkehrung des Ödipus verständlich und der schaulustige Betrachter des Bildes kann wilden Spekulationen frönen.

Für den Urheber des Bildes bedeutet es eine Erleichterung, von sich im Rahmen einer Szene in einem Theater zu "sprechen", sich zu zeigen.

Die Anleitung zu der Phantasiereise "Der Theaterbesuch" geht wie folgt:

Du befindest Dich auf einem Weg....

In der Ferne wird ein Gebäude sichtbar....

Beim Näherkommen wird deutlich, daß es sich um ein Theater handelt.....

Du trittst ein und gehst an die Kasse....

Du nimmst die Farbe der Eintrittskarte wahr....

Du betrittst den Theaterraum und nimmst die Farben des Vorhangs, der Bestuhlung usw. wahr....

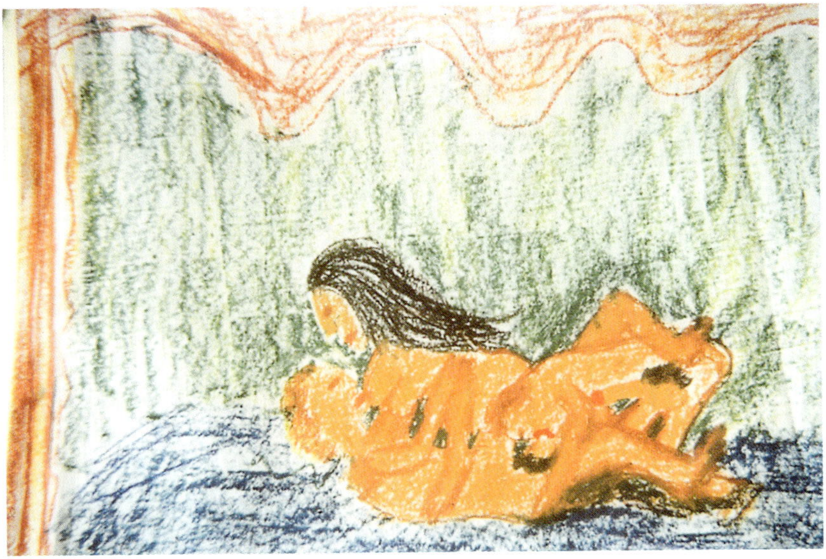

Abb. 20 "Ödipales Dreieck"

Du nimmst auf einem bestimmten Sitz Platz....

Auf dem Vorhang wird ein kurzer Text projiziert....

Es wird eine Ouvertüre gespielt....

Langsam geht der Vorhang auf und die Vorstellung beginnt...........

Die Vorstellung kommt zu einem Höhepunkt...........

Die Vorstellung kommt zu einem Ende und der Vorhang geht runter....

Die Schauspieler kommen an die Rampe und verbeugen sich....

Gegenübertragungsbild

Eine junge Kollegin brachte zur Supervision die Bilder einer Patientin mit. Es handelte sich um Arbeiten einer Frau, die einen schweren Autounfall hatte, bei dem sie sich das Genick gebrochen hatte. Die Zeichnungen waren zu Beginn der Therapie sehr vorsichtig und zwanghaft. Weder konnte sie sich Raum nehmen, noch ihre Gefühle angemessen ausdrücken. Dies erzeugte bei der Kollegin eine starke Spannung. Sie hatte als erstes Thema der Patientin angeboten, einen Baum zu malen.

Die Patientin hatte daraufhin einen Baum in einer kaum erkennbaren, hellgrünen Farbe gezeichnet, links daneben am Boden ein Gebilde, das sie später als eine "Stacheldrahtrolle" bezeichnete. Diese hatte sie auf dem Dachboden ihrer alkoholkranken Mutter gefunden. Sie verband mit diesem Gegenstand ein nicht näher erklärbares, wichtiges und geheimnisvolles Gefühl. Daß es vielleicht der berechtigte Ärger gegen die fordernde und andauernd bettlägerige Mutter sein könnte, wird ihr nicht bewußt. In der Therapie überträgt sich der unbewußte Ärger auf die Therapeutin.

Diese fühlt sich in die Patientin ein und hält es vor Spannung nicht aus. Sie wählt für ihr "Gegenübertragungsbild" das gleiche Thema und malt den Baum, wie sie ihn für ihre Entlastung braucht.

Diese Malaktion und die darauf erfolgte Entlastung hat bei der Kollegin noch etwas anderes bewirkt. Die Supervision weist ein erstaunliche Klarheit und einen Tiefgang des Verständnisses der Psychodynamik der Patientin auf, die in diesem Anfangsstadium selten ist. Durch den "freundlichen Umgang mit sich selbst" im Sich-Luft-Schaffen im "Gegenübertragungsbildes", ein Agieren dicht an der Patientin in der therapeutischen Beziehung, werden durch den Wechsel des Mediums, so ähnlich wie ich es in dem Abschnitt "Dem Zwang...." am eigenen Beispiel zu demonstrieren versucht habe, Denkblockaden aufgelöst.

Fazit

Es besteht nicht immer die Möglichkeit, unmittelbar im Anschluß an eine Sitzung eine Supervision zu erhalten. Der Berufsanfänger, der mehr noch als in anderen Berufen auf sich selbst gestellt ist und dringend Hilfe nötig hat, findet in der Methode des Malens eines "Gegenübertragungsbildes" eine gute Möglichkeit, sich seiner Gefühle bewußt zu werden. Wenn es ihm gelingt, die Gefühle mit der hemmmenden Situation zu verknüpfen, wird er auch wesentliche Aspekte des therapeutischen Beziehungsgeschehens verstehen können. Eine abschließende Reflexion im Medium der Sprache rundet den hermeneutisch bedeutsamen Prozeß ab.

Drei Mütter

ANPASSUNG IM ORNAMENTALEN; ODER: SICH SUHLEN IM SCHLÄNGELNDEN MORAST DES WEIBLICHEN MASOCHISMUS

Es ergab sich, daß drei Mütter in einer Kleingruppe bei der Übung "Das Eigene und das Gemeinsame" zusammenarbeiteten. Bei dieser Übung wird in der Mitte des Blattes ein Oval gezeichnet, in dem sich das Gemeinsame konstellieren soll. Die Teilnehmer sitzen an den Seiten ddes Blattes im Format etwa DIN A1.

Links, mit dem in Schwarz gestalteten Hintergrund, hat P. gestaltet:

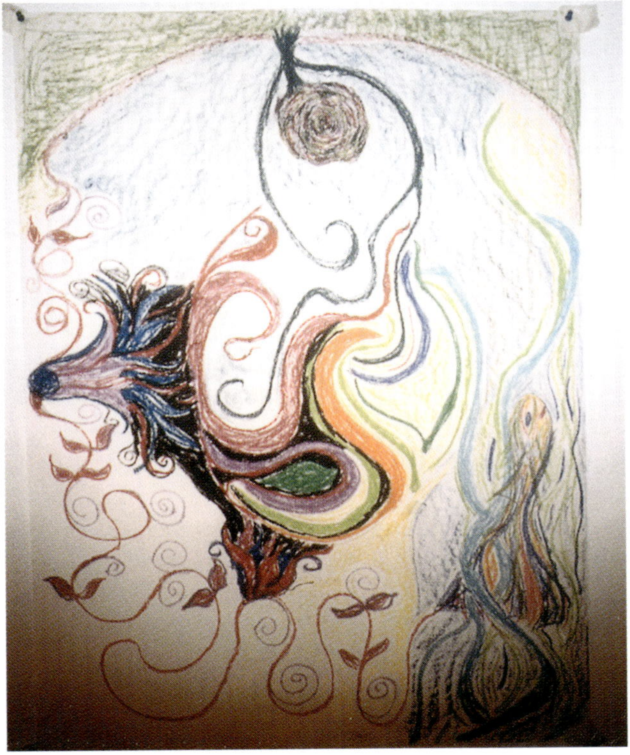

Abb. 21 Übung:
Das Eigene und das Gemeinsame. "Drei Mütter"

Sie erzählt von ihrem noch sehr kleinen Kind, der Schwierigkeit, es zu stillen und der Eifersucht des Ehemannes auf das Kind. Zum ersten mal in der Ehe sind Spannungen aufgetreten, die sie nicht mehr ertragen konnte und sich in einer Ohrfeige entluden, die sie dem Ehemann zu dessen grenzenloser Überraschung verpaßte. Es war eine Art der Handlung, die sie absolut nicht gewohnt war und sie fühlte sich daraufhin drei Tage lang schlecht. Sie erzählte von ihrer Gewohnheit, Streit zu schlichten und für Harmonie zu sorgen. Offenbar hatte sich in ihrer Herkunftsfamilie ein Beziehungsstil entwickelt, in dem jeder sehr gut für sich selbst sorgen konnte und Spannungen im Rückzug verarbeitet wurden. Sie brachte die ornamental wirkenden Spiralen mit dieser Haltung in Verbindung. Bei ihrem Beitrag ist das Fehlen der Farbe Gelb auffällig. Im Gemeinschaftsbereich setzt sie das Schwarz in Abgrenzungen gegenüber den hellen Farben von M. fort, die diese auf der gegenüber liegenden Seite gestaltet hat. Einerseits heben die schwarzen Konturen die Buntfarben stark hervor, so daß sie leuchten. Andererseits drücken diese Linien einen Wunsch, sich stark abzugrenzen, aus. Sie sieht in ihrer zentral plazierten Form eine Blüte. Eine andere Teilnehmerin sieht ein krakenförmiges Wassertier. Symbolisch verbunden wird hier die Farbe Schwarz mit dem Element Wasser.

Die Rosenblüte in der Mitte wurde von B. gemalt. Ihren Wunsch nach Abgrenzung - zu Hause leben sieben Personen zusammen, malt sie durch das Hellblau des Himmels, der Luft bedeuten soll. Im komplementären Grün/Rot des Bodens zeigt sich Ganzheit. Komplementäre Farbpaare drükken für mich immer eine polare Ganzheit aus; sie enthalten die drei Grundfarben. Rot und die Mischung aus Blau und Gelb: Grün. Die Ganzheitlichkeit des nährenden Mutterbodens verspricht Heilung. Allerdings ist das Symbol für die Potenz, der Stamm, auf dem sich die Rose entfaltet, noch verhältnismäßig kurz und er läßt die Dornen vermissen. Die Schlangenlinien sind vom Ausdruck her anders als die von P.: eher gestreckt und S-förmig. Auch B. berichtet von einer Situation, in der sie ihrem Ärger Ausdruck verleihen konnte, indem sie einen Joghurtbecher an die Wand "knallte". Obwohl sie öfters mit Männern ihre Kräfte gemessen hatte, fand dies nie in aggressiven Auseinandersetzungen statt. Sie meinte, sie habe ihre Muskeln durch das Tragen ihrer Kinder entwickelt.

Die Sonne und das Wasser waren tragende Elemente der Gestaltung von M. Dabei entstanden durch Überschneidung von kurvigen Linien lanzettenförmige Elemente, die an Fische erinnern. Aus diesem Formrepertoire entstand ein Fisch mit gefiedertem Schwanz. Die hellen und lichten Farben von Gelb über Orange und Hellblau passen zum Typus von M. In der

Mitte des Blattes ist eine dominierende S-Form in kräftigem Orange neben einem grünen Auge gemalt. Die lanzettenförmigen Teile sind das einzige, was hier von ferne an Aggressives denken läßt. Es sind gestreckte Formen, nicht so weich wie die Blätter von P. oder B.

Die Zusammenarbeit der Frauen hat intuitiv zu einem übereinstimmenden Gebrauch von kurvigen Grundformen geführt. Die gegenseitige Rücksichtnahme bewirkt eine starke Harmonie, aber auch ein Gefühl, daß etwas fehlt. Im Gebrauch des Schwarz mag sich eine gestaute Wut verbergen, in der Vermeidung der zur Rose zugehörigen Dornen eine Vermeidung von Aggressivität. Die Frauen sprechen anderthalb Stunden lang über ihre Gestaltung und den Assoziationen, die sie dabei haben. Ihre ausgeprägte Mütterlichkeit enthält zuviel von dem, was Freud als weiblichen Masochismus bezeichnet hat. Die Anpassungsfähigkeit mag zwar ihrer gegenseitigen Solidarität dienen, den Männern gegenüber ist sie aber nicht angebracht und droht, alte Verhältnisse zu verfestigen.

Zur Besprechung gehörte das verschiedentliche Umdrehen und Auf-den-Kopf-Stellen des Bildes und die projektive Suche nach Figurationen.

Zusammenfassung

Die Arbeit mit Kleingruppen an gemeinsam gestalteten Bildern kann sehr ergiebig sein. Es ist eine interaktionelle Übung, bei der sich jeder Beteiligte selbst entscheiden kann, wieviel er in den eigenen, und wieviel er in den interaktionellen Teil in der Mitte einbringen will. Diese Übung, verbindet ein hohes Maß an Freiwilligkeit mit einer klaren strukturellen Abgrenzung. Im Fall der Frauen wurde die Abgrenzung zwar angenommen, aber in ihrer dissoziativen Wirkung aufgehoben.

Die Wasserleiche

Es handelt sich um den Malprozeß einer Kleingruppe, die innerhalb von 5 Stunden an zwei verschiedenen Tagen eine Bildgeschichte gestaltete. Die Gruppe entwickelte die Aufgabenstellung und die Regeln zum großen Teil selbständig. Man einigte sich auf ein DIN A0 großes Papierformat, das in zwölf Felder unterteilt ist. Die Gruppe bestand aus drei Frauen, so daß jede viermal drankommt. Es soll mit flüssigen Deckfarben (Steinen) gemalt werden. Die Reihenfolge ist nicht vorgegeben, weder im Wechsel noch in der Bildfolge auf dem Blatt. So ergibt sich folgende Reihe:

diagonal nach rechts unten, dann in einer Linkskehre an den oberen Bildrand, ein Sprung nach unten und im Uhrzeigersinn weiter bis an die Mitte des linken Bildrandes und dann ein Sprung nach rechts oben zum letzten Bild.

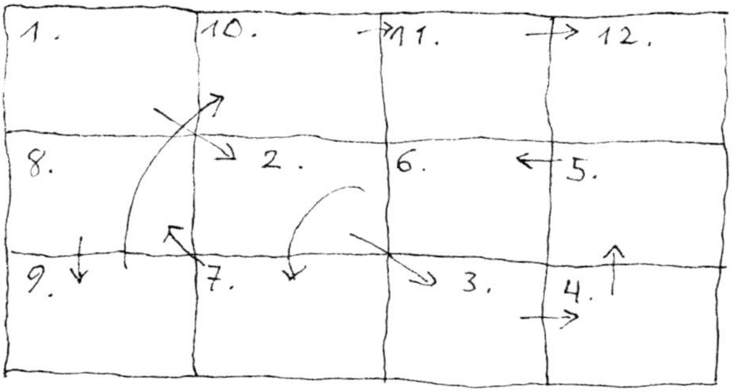

Links oben fängt G. in starker Farbigkeit das erste Bild an. A. beendet das Bild mit Bild 12 im oberen rechten Eck.

Ich gebe jetzt das Ergebnis des Gesprächs und die Konstruktion wieder. Bei dieser Besprechung sollte jeder zuerst von den Annahmen über die Bilder der anderen sprechen, bevor die eigenen Absichten dargestellt werden. A. sieht in G.s Bild eine rote, liegende Figur mit einem schwarzen Objekt im Schoß. Eine andere Interpretation ist, daß die schwarze Form wie ein Pfeil ist, der den Auftakt für die Geschichte liefert. G. selbst meint, daß sie nichts beabsichtigt habe, räumt aber ein, daß ihr bei der schwarzen Form die Assoziation zu einem Auge gekommen sei. I. rechts schräg darunter: G. und A. sehen in dem Teich eine Leiche. Dies ist I. nicht aufgefallen. Die Wasserleiche taucht später noch in einem anderen Zusammenhang auf. Aus der Geschichte wird ein Krimi, dessen Entwicklung so spannend ist, daß die Zeit überschritten wird, ohne daß jemand dies bemerkt.

Das dritte Bild zeigt in der Mitte eine schwarze Figur auf einer Gratwanderung. In der Hand balanciert sie einen Stab. Zur Steuerung? Dieses Bild führt eine etwas zartere Farbigkeit, gebrochenes Lachsrosa bis Ocker ein, die von G. im nächsten Bild rechts daneben aufgenommen wird. Es stellt sich die Frage, ob G. sich damit untreu wird. Die Frauen meinen, daß die ersten Bilder zunächst wie voneinander unabhängige Statements sind. Das Auf-einander-Eingehen beginnt mit dem vierten Bild. G. ist sich nicht untreu geworden. Sie hat nur die Ebenen gewechselt. Was vorher auf der Farbebene dynamisch wirkte, setzt sie in dem gegenständlichen Pferd fort, aus dessen Nüstern Flammen schlagen. Dies freut A. Sie fühlt sich verstanden, obwohl das Pferd die vorausgegangene Räumlichkeit der Landschaft völlig verändert und aus dem Wanderer ein Zwerg auf dem Rücken des Pferdes wird.

Die konventionelle Bildlogik beeindruckt die Frauen überhaupt nicht. I. fährt fort, indem sie die Flammen in einer für sie typischen Bewegung nach oben zieht. Es entsteht wieder eine Landschaft, über der ein gelbrotes Dreieck schwebt. Die Umrißlinie der Bergkette erinnert A. an ein Profil. Das Bild muß jetzt um 90 Grad entgegen dem Uhrzeigersinn gedreht werden.(Siehe Abb. b, "Die Wasserleiche") In dieser Ansicht ist das Dreieck des Bergrückens als Nase zu lesen. Im Bild Nr. 6 setzt A. die Horizontlinie fort und vervollständigt damit das von ihr gesehene Profil. Es entstehen Mund und daneben die Bartstoppel einer männlichen Figur. Der Teich in Bild Nr.2 wird somit im Nachhinein zur Brust dieser Figur, die, später, von G. als weiblich, d.h. androgyn erlebt wird. Da sie liegt, fällt die Verknüpfung zur anfänglich phantasierten Wasserleiche leicht. G. sieht eine sich über die Leiche gebeugte Figur, die eine Mund-zu-Mund-Beatmung versucht. Aus den letzten Bildern, die darüber angeordnet sind, ergeben sich, wenn größere Farbflächen über die Ränder gezogen sind, seltsame Raubtiere, Vögel und Echsen, die den Tierpark, der allmählich auf dem Bild entsteht vervollständigen. Da ist unten links der angeschnittene Stierkopf von A. (Bild Nr.8).

Ich stellte die Frage, ob einerseits die feurigen Nüstern des Pferdes, andererseits das Nicht-Zeigen des Mauls des Ochsen ein Hinweis auf den entwicklungspsychologischen Ort der Regression liefern könnte. In anderen Worten: es besteht die Assoziation, daß Teile des Gruppen-Ichs auf die orale Stufe regrediert sind, was sich in der Häufung bestimmter oraler Symbole spiegelt. Und es gibt die andere Stufe: die anale mit den kontrollierenden Augen. Mit der Wasserleiche, der Assoziation zu Verletzung klingt das tabuisierte Thema der Aggression, eventuell das der Kastration an. Das blutige Nasenloch der Wasserleiche ist die Wunde des zur Nase hin verschobenen Gliedes. Bei den Assoziationen der drei Frauen wimmelt es von Schnäbeln, Zungen, Schlangen und dergleichen. Die ringförmigen Elemente, z.B. das in Rotorange mit dem Pferdeprofil oder der schwarze mit Hellblau sind Aufhänger dafür, in diffusen Formen Gesichter aller Art zu erkennen, die sich wieder neu konstellieren, wenn man das Bild dreht. Wird es um 90 Grad gegen den Uhrzeigersinn gedreht, so erscheint bei Bild 5, 6 und 3 die Wasserleiche in aufrechter Position, wobei der Teich in Bild drei als blaue Brust erscheint, die Flammen aus den Nüstern des Pferdes in Bild 4 sind orange gefärbte Haare. Die Bartstoppel auf dem Kinn gehören wechselweise einem Mann oder gar einer Frau, wie G. meint. Die rote Blase vor dem Mund enthält mit den letzten Worten auch den Namen des Täters. Auf diese Weise wird eine Konstruktion sichtbar, die eine Verbindung über die Mitte des Bildes hinweg ermöglicht. Eine Tat braucht zu ihrer Erklärung das Dreieck von Täter, Opfer und Helfer. Die Wasserleiche, die als gestreckter Schatten im Teich auf Bild 2 vermutet wird, bildet das Opfer. Und es stellt sich jetzt die Frage, wer von den beiden Figuren in Bild 3 und Bild 7 als Täter in Frage kommt. Beide sind mit der Waffe, Teile von Pfeil und Bogen befaßt. Die Figur in Bild drei weiß noch nicht, daß die Stange, die der Balance dient, als Pfeil verwendet werden soll. Die Figur in Bild 7 hält den Bogen in beiden Händen zusammen, sieht als Figur so aus, als solle sie selbst als Geschoß dienen. In dieser Rollenverteilung sind beide wechselweise Täter und Helfer, der Helfer wird selbst zum Täter als Waffenlieferant. Eingeflochten in diese Tragödie sind zunächst nur I. und A. Aber der schwarze Pfahl in Bild 8, der von G. stammt, läßt sich so lesen, daß die große Figur von diesem durchstoßen worden ist. So reiht sich, auf einer anderen Wahrnehmungsschicht G. in das Geschehen ein und macht die Konstruktion sinnvoll. Sie sagt auch dazu, daß sie an diesem Punkt eine Aggression ausdrücken wollte, ohne jedoch gesehen zu haben, was jetzt, nach langem Hinschauen und Drehen und Wenden an Gestaltdeutungen hervortreten.

Triebtheoretisch kann die Konstruktion so weitergehen, daß die Frage nach dem Pferd, das wie ein Wolf aussieht, gestellt wird, daß aus dem paranoiden Dreieck ein ödipales wird. Es handelt sich um drei Personen, die bei der Entstehung des Bildes zunächst nichts voneinander wissen. Die Dritte im Bunde taucht anfangs als Leiche auf, von der niemand weiß, wie es zum Mord kam. Der Mord wird (ohne Wissen des Miteinander-Verwandt-Seins) von einer phallischen Person an einer männlichen Person begangen. Diese wird aber von der Mörderin als Frau gesehen, wird also verwechselt. Es steht am Anfang eine Verwechslung der geschlechtlichen Identitäten, möglicherweise im Dienste der unbewußten Annahmen über die Konstellationen, die als wichtige in den jeweiligen Familien geherrscht haben. Aus der Verwirrung von drei unterschiedenen Familien entsteht die Mehrdeutigkeit. Die daraus resultierende Spannung entlädt sich in dem

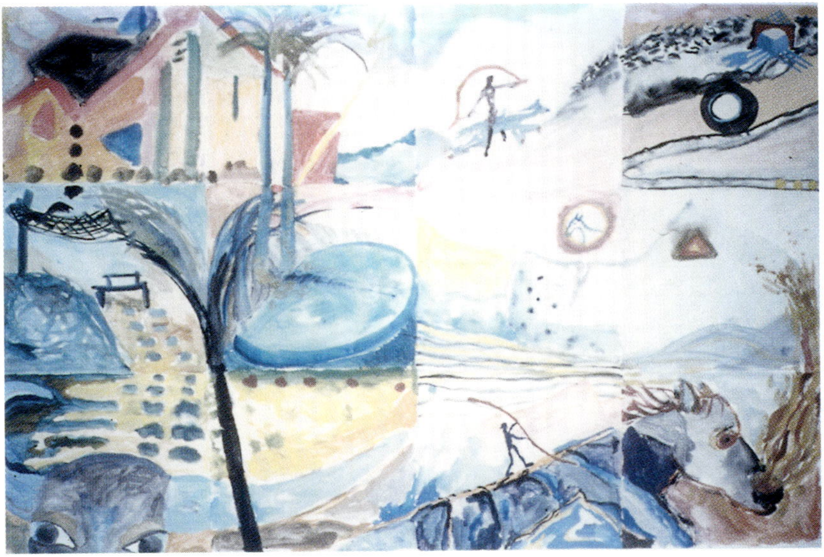

Abb. 22 "Die Bildgeschichte"

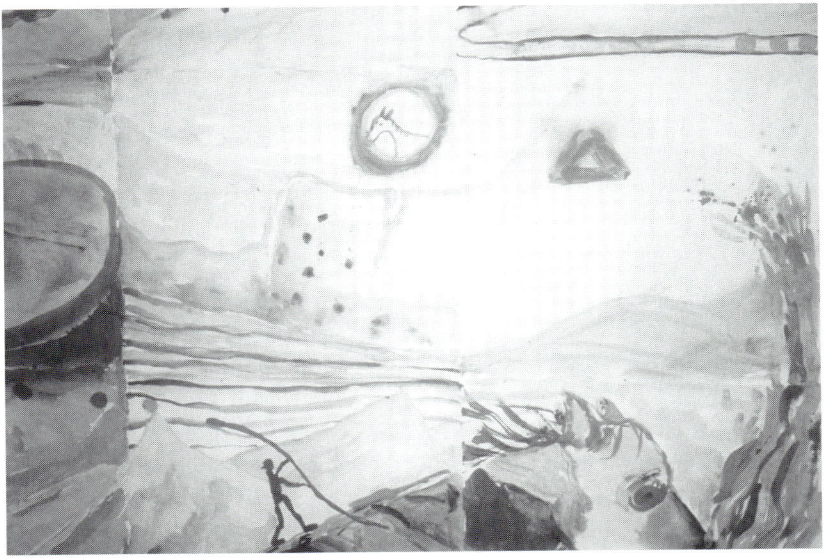

Abb. 23 (Ausschnitt) "Die Wasserleiche"

Blitz in Bild 11 von G. Der Blitz zerschneidet ein rotes Rechteck diagonal und schlägt in dem Baum ein, an dessen Wurzel die Wasserleiche ankert. Mit dem blendenden Blitz kommt die Assoziation zur Blendung des Ödipus, der, als er die Wahrheit erfährt, sein Nicht-Wissen in einem Nicht-Sehen fortsetzt.

Zusammenfassung

Es wird der Verlauf einer Bildgeschichte dargestellt, in dem aufgrund der Fähigkeit zur freien Assoziation der Gruppe relativ schnell ein Sinn konstruiert werden konnte, der gut zu psychoanalytischen theoretischen Modellen paßt, die sich auf Beziehungsmuster der Zahl 3 projizieren lassen. Der Prozeß hatte eine Faszination, die sich schwer in Sprache wiedergeben läßt.

Kastration und Kräuterbalsam

Ein Gruppenbildgespräch

Eine Gruppe von vier Frauen einigte sich bei ihrer ersten Sitzung auf ein Gruppenbildgespräch mit einem Zeitlimit von 25 Minuten.

Die Teilnehmerin U. bestimmte die Hängung des Formats: hochkant und begann sogleich mit einer schlangenartigen Bewegung, die von einer gleichförmigen Welle unten in einer S-förmigen Linie über das ganze Bild nach oben schwang. W. fügte dieser Linie einen grünen Schlangenkopf mit gespaltener Zunge hinzu. (Abb. 24)

S. setzte daneben eine Figuration, die später als eine Figur mit rotem Kopf, der zwischen erhobenen Armen gedeutet wurde, aber eher ornamental wirkte, hinzu. Die Gestaltung stellte keine Verbindung zum Vorausgegangenen her. Beim Gespräch äußerte S., daß sie lieber statt des gemeinsamen Bildes ein eigenes gemalt hätte. Sie zeichnete mit Schwarz eine bogenförmige Linie, welche die rote Aufwärtsbewegung durchkreuzte. Diese, etwas unterhalb der Bildmitte befindliche Durchkreuzung wurde von U. als Bestrafung erlebt. Sie hatte den Gedanken "Ich habe etwas falsch gemacht!" Bei der Besprechung bot ich an, diese Aktion als eine Kastrati-

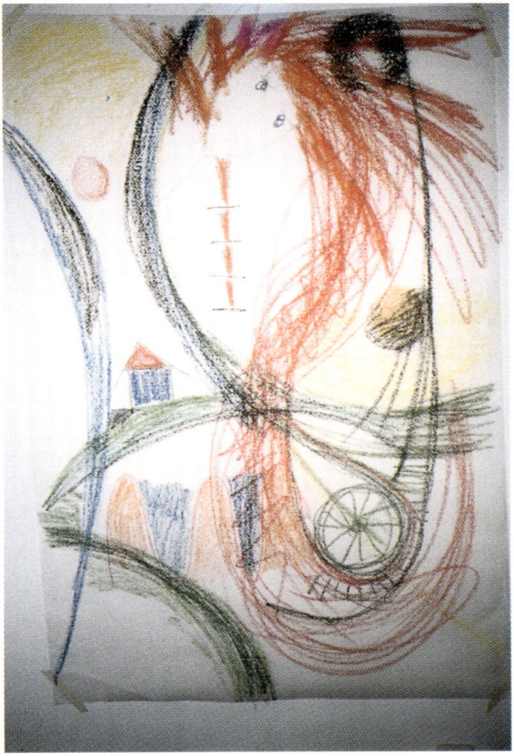

Abb. 24 "Kastration und Kräuterbalsam"

on zu interpretieren. Dieser Konstruktion stimmten sofort zwei Teilnehmerinnen zu. W. hatte das Bild als "Schöpfungsgeschichte" und als ausgesprochen "narrativ" (erzählerisch) erlebt. S. und G. hatten Schwierigkeiten, die Aktion so zu sehen. G. hatte die schwarze Linie als "Boden" erlebt und den Boden durch Grün, das auch dem Überhang an Rot entgegen wirken sollte, verstärkt. Allerdings wollte sie nicht direkt an die Schnittstelle, die jetzt als Wunde gesehen wurde, gehen. Es kam der Gedanke, daß sie mit einem "Kräuterbalsam" auf die Kastrationswunde reagiert habe.

Ich möchte in diesem Zusammenhang nochmals auf die Wichtigkeit der an der Triebtheorie orientierten Deutungen (oder Konstruktionen) erinnern.

Stark vereinfacht ausgedrückt: der Todeswunsch auf den behindernden Anderen taucht in der Entwicklung als erstes im Rahmen der ersten Bezugspersonen, die als Familie erlebt wird, auf und findet seine Erklärung im Zusammenhang mit dem Ödipusmythos. Der Todeswunsch auf den rivalisierenden Elternteil wird verständlicherweise verdrängt, wie auch das Inzesttabu, weil diese Realien mit einem guten Selbstwertgefühl in Konflikt geraten. Jedoch wirkt beides unbewußt fort und bestimmt, im Zusammenwirken mit den bewußteren Formen der Aggression, Qualität und Quantität der Handlungen. Wenn Handlungen eher aus dem Unbewußten heraus erfolgen, wie das beim spontanen Malen der Fall ist, entfallen auch die Hemmungen, die durch die späteren Entwicklungen der Person aufgebaut wurden. Die sekundäre Rücksicht von S., sich dem Gruppenwunsch nach einer gemeinsamen Aktion zu fügen, befriedigt nicht in der Tiefe. Es bleibt eine Enttäuschung, die sich scheinbar in einer "nebensächlichen" Handlung, dem Durchkreuzen einer einzelnen roten Linie, rächt. U. verstärkt diese Aktion ihrerseits durch vermehrte rote Linien, wodurch erst eine "Wunde" sichtbar wird. Es ist eine Reaktion, welche ihre Opferrolle, in der sie die Verletzte ist, erst deutlich sichtbar macht. Der Wechsel der Täterrollen ist spannend. Sich selbst als Opfer hochzuspielen ist eine indirekte Variante, zum Täter zu werden, eine anfänglich kleine Aggression hochzuspielen, zu eskalieren, auf eine Armbrust mit einer Bombe zu reagieren. Der Therapeut kommt aus dem Teufelskreis nicht heraus, weil die Konstruktion der Kastration und des Ödipuskomplexes auch dem nicht entrinnt, Partei zu ergreifen. Die Bewertung entsteht: zu kastrieren ist böse. Der Therapeut wird zum Obertäter.

Der Ausweg aus diesem Dilemma gelingt nur, indem jeder sich in dieser Urkonstellation wiederfindet und sich bewußt als Glied dieses unbewußt um den Inzest kreisenden Interesses sehen lernt. Die analytische Orientierung hat nicht mehr und nicht weniger zu bieten.

Konfliktlösung im nonverbalen Medium

In einer Kleingruppe von vier Teilnehmerinnen entstand zwischen zwei Frauen ein Konflikt, der nicht lösbar erschien. Jede der beiden Frauen stellte die Situation so dar, wie sie von ihr selbst erlebt worden war. Selbst nach diesen Darstellungen war keine der beiden bereit, auch nur einen Deut von der vorausgegangenen Position abzuweichen. Es war ein klassisches Patt, in dem kein Schritt mehr möglich erschien. Ich hatte das Gefühl, daß beide ein gemeinsames Thema hatten, das sie projektiv aneinander abhandelten. Ich schlug vor, ein Bild zu malen, dazwischen zu schalten, um die Beziehung auf dieser Ebene anschauen zu können. Die eine wünschte sich ein Gruppenbild, die andere sagte, davor hätte sie Angst, sie würde sich ausgeliefert, ungeschützt fühlen und wäre nicht bereit, dabei mitzumachen. Sie wolle lieber eine Einzelarbeit. Wir diskutierten diese Wünsche und Möglichkeiten des Kompromisses. Schließlich ergab sich das Thema, daß jede sich selbst als ein Tier, oder ein fest abgegrenztes Objekt gestalten solle, das anschließend ausgeschnitten und auf einen gemeinsamen Grund montiert werden solle. Die Absicht ist, daß zunächst jede in der Wahl des Formats, der Technik, und der Figur bei sich bleibt und die Frage der Anordnung, des Kontaktes und des Raum-Einnehmens im Anschluß in Absprache mit den anderen geklärt wird.

Tatsächlich wurde der Teil der Übung, in dem es um das Ausschneiden, also den Zwang zur Abgrenzung geht, verdrängt, nicht gehört, umgangen und somit nicht verstanden. Mit einer Ausnahme wurde gleich der Hintergrund mit gemalt, schließlich auch mit ausgeschnitten, so daß ich zu der Bemerkung kam, daß es wohl Schwierigkeiten mit der Abgrenzung gäbe, vor allem bei den beiden Kontrahentinnen. Nachdem drei Tiere und ein Objekt etwas lustlos besprochen worden waren - in der Tat erweckten die Tiere den Eindruck von Beziehungs-losigkeit - drängte eine Teilnehmerin darauf, gemeinsam noch den Hintergrund zu gestalten. Auch auf diesen Vorschlag hin kam keine große Begeisterung auf. Als sich die Teilnehmerinnen jedoch praktisch daran machten, den Hintergrund zu gestalten, entstand eine Atmosphäre großer Intensität, sie blieben verhältnismäßig lange an dem Papier und arbeiteten sehr kooperativ. Als sie schließlich fertig waren, stellte sich heraus, daß alle zufrieden waren und vor allem, daß der Konflikt zwischen den beiden Frauen sich beruhigt hatte. Als ich eine Deutung in dieser Tendenz machte, gab es keinen Widerspruch. Es erschien wie die Umkehr der berühmten Geschichte, in der ein Liebespaar, das die Muttersprache des jeweils anderen nicht sprach oder verstand, so lange perfekt miteinander auskam, bis beide die Sprache des Partners erlernt hatten. Dann krachte es und die Beziehung zerbrach. Hier geschah also, daß es sprachlich krachte und die Beziehung heilte, als das wortlose Miteinander einsetzte.

Ich denke, es ist eine große Chance des Mediums der Kunsttherapie, in kommunikativen Störungen in der Familie und in Paarbeziehungen klärend eingesetzt zu werden. Inwieweit sich dieser Ansatz auch in anderen Bereichen des sozialen, öffentlichen und politischen Lebens durchführen läßt, harrt noch der Erprobung. Ich denke, es gibt Grund für Optimismus.

Das Puzzle

gehört neben dem Soziogramm, dem Leporello und der Bildgeschichte zu den erfolgreichsten Übungen aus dem Bereich des Interaktionellen.

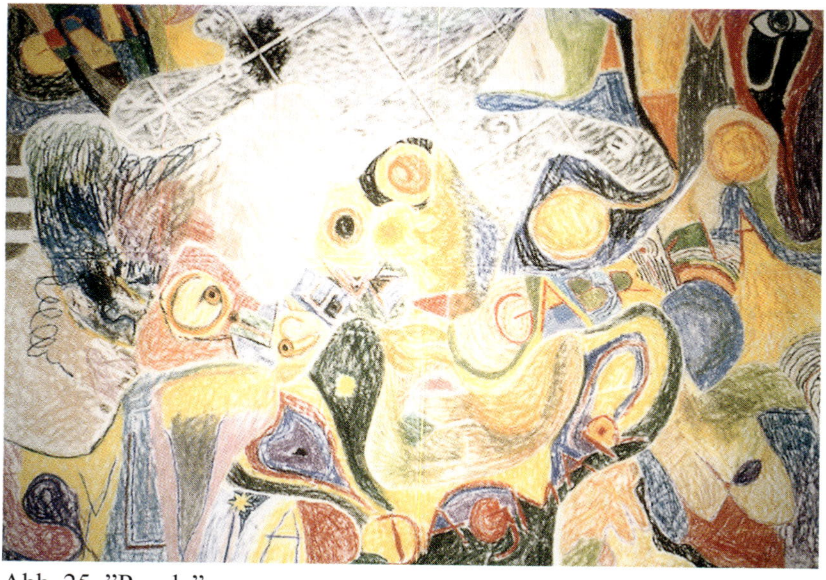

Abb. 25 "Puzzle"

Ein ausreichend großes Format - jeder Teilnehmer sollte ein Stück erhalten, daß von der Größe her etwa DIN A2 entspricht - wird mit ausgreifenden Linien, ähnlich den Mustern von Puzzles - aufgeteilt und ausgeschnitten, so daß für jedes Gruppenmitglied ein Teil anfällt. Vorder- und Rückseite sollten markiert werden, so daß klar ist, auf welcher Seite gestaltet werden soll. Gestaltung und Material sind freigestellt. Für die Ästhetik des Ergebnisses ist es natürlich günstig, wenn alle mit dem gleichen Medium arbeiten, also entweder nur Kreiden oder nur Deckfarben verwenden. Erst wenn die einzelnen Puzzlestücke zur Gänze bemalt sind, werden sie wieder zusammengefügt und ergeben meistens ein überraschendes Kaleidoskop ungewollter Kontraste und Harmonien.

Beim vorliegenden Beispiel wird deutlich, wie gearbeitet wurde. Alle hatten ihr Papier am Boden bearbeitet. Eine Teilnehmerin hatte auf ihrem Teil den gekachelten Boden mit hellgrauer Kreide durchgerieben und dabei weiße Blockbuchstaben stehen gelassen. Die geradlinigen Fugen bilden einen guten Kontrast zu den ansonsten meist kurvigen Formen.

Die Gruppe entwickelte - sonst sehr untypisch - ein "gruppennarzißtisches" Interesse an dem Produkt, statt wie sonst an dem Prozeß.

Es ist so, als könne man sich durch diese Methode des Zufalls besser mit dem Nachbarn aussöhnen, den das Schicksal einem zugeführt hat. Die Begegnung mit dem Anderen ("der die Hölle ist"), etwa im Gruppenbildgespräch, bringt Zwänge und Schwierigkeiten der Abgrenzung mit sich, die völlig anders bearbeitet werden. Hier beim Puzzle sind die Grenzen vorgegeben, jeder kann über den zugeteilten Raum verfügen, wie er will und hat, wie in der U-Bahn, gleichzeitig nahtlose Nähe, in der normalerweise keine Grenzen verteidigt werden müssen. Sogar die gequetschte Enge im öffentlichen Verkehrsmittel gestattet noch jenes Wohlbehagen, das Distanzierung durch Sprachlosigkeit gewährt.

Nach Abschluß der Arbeit gab es keinen Bedarf, weiter über das Bild zu sprechen.

Soziogramm und Gruppenbildgespräch

ZWEI GEGENSÄTZLICHE ÜBUNGEN

Wir wissen, daß in den meisten analytischen Settings die einzig vorgegebene Struktur der Zeitraum ist. Der Leiter bestimmt Anfangszeit und Ende der Sitzung. Dies hat den Vorteil, daß die je eigenen bewußten und unbewußten Themen zum Vorschein kommen. Die Interventionen des Leiters sind äußerst sparsam, damit sich die autonomen Regungen in der Gruppe entfalten können. Geschieht dies nicht, so muß er dies deuten. Die Widerstandsdeutung ist ein Aspekt dieser Konstruktion. In der Kunsttherapie, also im Umgang mit Bildern gilt dies analog. Zusätzlich zum zeitlichen Rahmen wird der symbolische Raum, das Bildformat vorgegeben. Dies kann durch den Vorschlag von Medien erweitert werden, die mehr oder weniger zur Regression führen. Es besteht eine Palette von Steuerungsmöglichkeiten. Es kann auch unterbleiben, das Material freigestellt sein. Die Nicht-Struktur ermöglicht Selbstregulierung. Dies hat den Vorteil, daß der Leiter ermessen kann, ob eine Bereitschaft zu regredieren da ist oder nicht. Es ist ein technischer Fehler, gegen den Willen einer Person diese zur Regression zu leiten.

Ein Beispiel für einen vorwiegend unstrukturierten Raum ist das GRUPPENBILDGESPRÄCH. Es ist eine Übung, die sich sehr gut für eine Gruppe in ihren anfänglichen Phasen eignet. Sie provoziert unter anderem Aggressivität.

Die Gruppe sitzt im Halbkreis vor einer Wand, auf der ein größeres Packpapier (zirka DIN A0) geheftet ist. Diese Formatvorgabe ist die einzige Struktur. Es gibt kein Thema, kein Zeitlimit. Nur das Material ist vorgegeben: farbige Kreiden. Außerdem ein Set von Regeln, das sich auf die Nicht-Struktur bezieht:

1. Jeder bestimmt selbst, wann er oder sie arbeitet (nach Ruth Cohns "Be your own chairman"), d.h. es gibt keine bestimmte Reihenfolge.
2. Während des ganzen Prozesses wird nicht gesprochen. Alles soll in Farbe und Form dargestellt werden.
3. Es gibt kein Thema.
4. Die Gruppe bestimmt selbst, wann sie das Gespräch beenden will.

Darüber hinaus lehrt die Erfahrung, daß jede Gruppe bei dieser Übung "ihr" Thema findet. Dies gilt selbst dann, wenn jemand die Teilnahme verweigert.

In der Regel entsteht Aggression, wenn

a) zu harmonisierend gearbeitet wird

b) zu destruktiv gearbeitet wird

c) sich unterschiedliche Ansichten überlagern

d) wenn übermalt oder neu interpretiert wird

Wenn ich eine allgemeinere Überschrift für die Übung geben sollte, so würde ich sie als eine "Encounter-Übung" bezeichnen. (Siehe hierzu auch die Schriften von William Schutz.) Der Begriff der "Be-Gegnung" drückt griffiger aus, was mit dem Interaktionellen weniger bewertend klingt.

Durch die Ambivalenz, die mit der Aggression auftaucht, werden die Ergebnisse meistens unansehnlich. Hier ist es in erster Linie der Prozeß, der zählt. Recht selten gibt es gute Bildprodukte. In einem Bild, das im Zentrum ein oral betontes Symbol zeigt, war sich die ganze Gruppe einig.

Anders beim "Soziogramm".

Bei dieser Übung, die auch in anderen als therapeutischen Settings gut angewendet werden kann, gelingt es wie von selbst, den Unterschied zwischen Selbst= und Fremdwahrnehmung vorzuführen.

Gegeben sind kleine, quadratische Zettel, welche Postkartengröße nicht überschreiten sollten. Jeder Teilnehmer nimmt sich so viele davon, wie Teilnehmer in der Gruppe sind, sich selbst eingeschlossen. Die Aufgabe besteht darin, für jeden Teilnehmer und auch sich selbst spontan mit nur wenigen, es reichen schon zwei Farben und einer Bewegung (Form) ein ungegenständliches Zeichen zu finden, welches das augenblickliche Gefühl gegenüber der anderen Person ausdrückt.

Ich habe an dieser Stelle das Wort "ungegenständlich" unterstrichen. Kurz gesagt soll diese Regel bewirken, daß bei dem zu gestaltenden Gefühl äußere, objekthafte Zeichen unterdrückt werden. Oft genug wird bei oberflächlicher Kenntnis der anderen die Kleiderfarbe oder etwas ähnliches verwendet. Das Ziel der Übung besteht natürlich darin, mehr den Kontakt von Unbewußt zu Unbewußt anzuregen. Dies gelingt meistens. Wenn es nicht gelingt, ist dies Anlaß einer Widerstandsdeutung in der Beziehung zwischen zwei Teilnehmern.

Es gibt mindestens drei Möglichkeiten des Einstiegs in die Besprechung. Die erste ist die Gegenüberstellung der "Selbstdarstellungsreihe" mit der "Fremddarstellungsreihe". Die Selbstdarstellung - in unserem Falle die waagrechte - ist immer die kohärente, die nur im bestimmten Einzelfällen Ausnahmen zeigt. Die Ausnahmen sind der Anlaß zu Fragen. Weitere Fragen ergeben sich, wenn der oder die "Bezeichnete" sich falsch gesehen fühlt. Der umgekehrte Fall ergibt sich, wenn mehrere Teilnehmer einem anderen übereinstimmend gleiche oder ähnliche Farben und/oder Formen zugeordnet haben. Dazu ist hinzuzufügen, daß während der Ausführung der Zeichnungen nicht bekannt werden soll, um wen es sich handelt. Dies ermöglicht im Zwischenstadium ein Spiel, nämlich zu raten, wer jeweils gemeint sein kann.

Ich beginne mit der Betrachtung der obersten waagrechten und der äußersten linken senkrechten Reihe. (Abb. 26, S. 140)

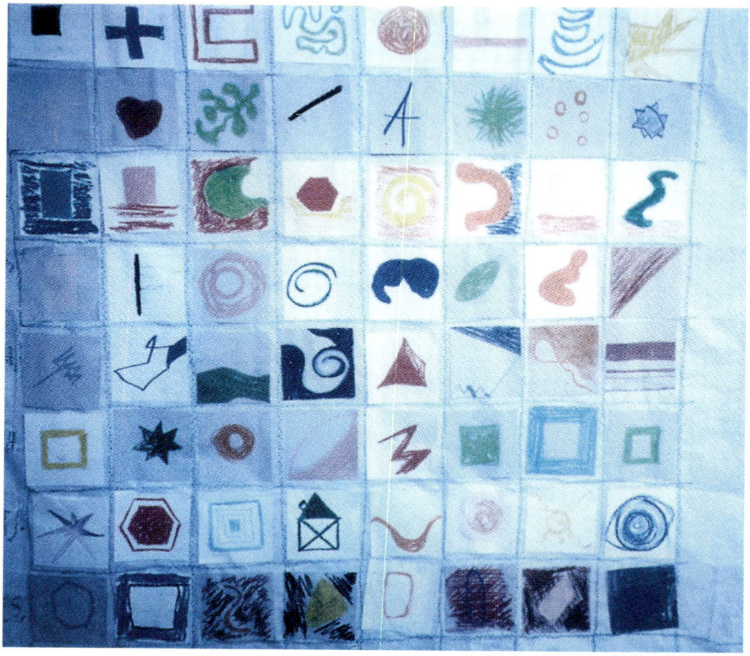

Abb. 26 "Soziogramm"

Die oberste waagrechte Reihe enthält sämtliche Symbole, welche die Teilnehmerin (Frau H.) den anderen zugeordnet hat. Das erste, das schwarze Quadrat ist ihr "Selbst-Symbol". Sie bezeichnete es als das Zeichen für ihr "Ich". Die senkrechte Reihe enthält alle Symbole, welche ihr von den anderen zugeordnet wurden. Die Besprechung erhellt weiter, was farben- und formpsychologisch als allgemein angenommen werden kann. Die Frau wird als eher männlich wahrgenommen. Dies entspricht auch ihrem verbalisierten Selbstbild. Sie ist überrascht, daß sie eher kühl, blaß und "verletzlich" gesehen wird. Sie selbst sieht sich als stark, gibt aber auch zu, daß sie sich gerne zurückhält. Die anderen werden von ihr in kräftigen, reinen Buntfarben dargestellt, wobei sie darauf achtet, jedem eine andere Farbe zuzuordnen. Dies ist ein Wunsch nach Differenzierung, trotzdem ist jede der waagrechten Reihen auch eine indirekte Selbstdarstellung. Deutlich wird dies durch den "Stil", in dem bestimmte Merkmale immer wieder auftauchen. Z.B. bei der untersten Reihe ist immer noch neben der zentralen Farbe ein farbiger Hintergrund gestaltet, ebenso in der dritten Reihe, die von dem einzigen Mann in der Gruppe gestaltet wurde.

Die Übereinstimmung der Selbstdarstellungsreihe oder dessen Nicht-Übereinstimmung ist wohl der Punkt, der für die meisten Teilnehmer an dieser Übung am interessantesten ist. Bei der zweiten Senkrechtreihe z. B. haben wir ein Selbstsymbol in der abgerundeten Herzform, welches Frau H. sich selbst zuordnet. Von den anderen wird sie hauptsächlich hart und eckig gesehen. Ihrerseits ordnet sie wiederum niemand anderem ihr kräftiges Rot zu, obwohl z.B. A. (vierte Senkrechtreihe) von anderen überwiegend rot und Orange erhalten hat. Allerdings befindet sie sich in einem besonderen unbewußten Kontakt mit F.(vierte Senkrechtreihe), der sie den schrägen, schwarzen Strich zuordnet. Für sie ist es das Zeichen der Abwehr beim Fechten. F. hat ihr wiederum einen fast gleichen, senkrechten schwarzen Strich gegeben. Dies ist der auffälligste Kontakt und besonders bedeutsam, weil das Symbol aus der Reihe der anderen Zeichen herausfällt. Es muß hier nochmals unterstrichen werden, daß die beiden Frauen beim Entstehen dieser Gestaltungen, nicht wußten, welches Symbol wem zugeordnet worden war.. Es zeigt allerdings eine Parallele zu ihrer Beziehung in der Gruppe, die oft äußerst gespannt war. F. hat sich ebenfalls ein rundes Selbstzeichen gegeben, allerdings "reaktiv" auf H. interpretierbar: im komplementären Grün. Von den anderen hat F. ebenfalls viele spitze Formen erhalten, vor allem das ungemein aggressive gelbe Dreieck vor schwarzem Grund in der unteren Reihe.

Zu dieser Übung, die meistens an Sitzungen an mehreren Tagen hintereinander angeboten wird, weil sie viel Zeit zur Bearbeitung in Anspruch nimmt, stelle ich am ersten Abend eine Hausaufgabe. Ich fordere auf, sich ein Bild zu merken, das in einer positiven oder negativen Weise eindrücklich wirkt und sich vorm Schlafen dieses Bild nochmals vor Augen zu halten. Dabei ist es gleichgültig von wem und für wen diese Gestaltung gemacht worden ist.

Manchmal ergeben sich weiterführende und vertiefende Gespräche, in denen Assoziationen und Erinnerungen wach werden. Was bei einem anderen leicht zum Ausdruck gebracht werden konnte, erwies sich als Hemmung im eigenen Erleben.

Die Bilder oder Ablichtungen davon können im Anschluß mitgenommen und in der Einzelarbeit weiter bearbeitet werden.

Das Sandspiel

ÜBERTRAGUNG DER VON DORA KALFF ENTWICKELTEN METHODE AUF EINE GRUPPE

Materialvorgabe:
Sandkasten mit trockenem Sand, ein Krug Wasser

Sortiment von Figurinen aus vorausgegangenen Übungen und aufgrund des Themas ad hoc aus Fimo hergestellten Figuren

Ablauf: die Insel ist jeweils nach Wunsch der Gruppe trocken oder feucht zu gestalten. Dabei darf nicht gesprochen werden. Die Figurinen werden plaziert, wobei es vorerst offen bleibt, was die Figurinen symbolisieren sollen. Jeder der Spielenden schreibt nach jeder Plazierung einen oder mehrere Sätze einer Geschichte, wie sich für ihn innerlich ein Szenarium, ein Drama entwickelt. Anschließend werden die Geschichten vorgelesen, es folgt eine Deutung durch das Leiterteam.

Was hier vorgestellt und nicht weiter interpretiert wird, ist die Gegenüberstellung von 5 repräsentativen Geschichten, die parallel zum Spiel im Sandkasten von den Teilnehmern aufgeschrieben wurden.

Das Spiel verläuft so, daß anfänglich gemeinsam die (Sand-) Landschaft aus trockenem oder wahlweise nassem Sand geformt wird. Es passierte bald, daß der einzige Mann in der Gruppe den Sand benetzte. Beim Formen des Sandes beteiligten sich mehrere. Es kam bei Durchsetzungsbemühungen zum Kontakt mit den Händen. Der Mann, Alfons, insistierte auf Steilküsten mit Grotten in Wasserhöhe, ließ eine Straße verschwinden und stritt darüber mit der Nachbarin. Schließlich sagte jemand, die Lava sei jetzt erhärtet, in anderen Worten, man solle die ständige Veränderung der Landschaft jetzt beenden, das würde ja sonst ewig so weitergehen. Die Gruppe befolgt die Regel. In den Geschichten wird der Ablauf deutlich, welche Figuren in der Reihenfolge plaziert werden und welche Figuren wie interpretiert werden. Das Fehlen männlicher Figuren in den meisten Geschichten wird deutlich, selbst der einzige Mann in der Gruppe ist dieser Phantasie gefolgt.

Die Gruppe begann zunächst den die Geschichte begleitenden Verlauf des (nonverbalen) Spiels auf einer Wandzeitung gemeinsam zu erarbeiten. Der Beginn lautete wie folgt:

"Es war einmal ein wunderschöner Kristall, der geheimnisvolle Kräfte in sich trug. Er befand sich in einer Art Höhle auf einer verwunschenen Insel. In einer kleinen Lagune im Südwesten der Insel stand ein Zauberbaum, der keine Äste und Blätter hatte. Statt dessen Schlingarme, die sich wie Schlangen winden konnten und damit telepathische Verbindung zum Bergkristall aufnehmen konnte. In einer Grotte im Süden der Insel lebte die rote Göttin der.........."

An dieser Stelle brach die Gruppe den gemeinsamen Text ab und beschloß, daß jeder einzelne ihre/seine Geschichte im Zusammenhang vorlesen solle.

1. DIE FEUERFRAU

Es war einmal ein Bergkristall, der tief im Tal einer Insel ans Tageslicht ragte.

Sein Cousin war eine Mangrovenpflanze in einer Lagune im Südwesten der Insel. Beide hatten telefonischen Kontakt und überwachten den Westteil der Insel, um vor der Feuerfrau zu warnen, die in einer Grotte lebte.

Wenn Feuer ausbrach, wurde der "Inselwal" benachrichtigt, der zu der Stelle am Inselufer schwamm, von wo er einen Wasserstrahl auf das Feuer richten konnte.

An der Ostküste fließt ein Fluß ins Meer, dort ankert Ionesco, der von hier aus Wache hält. Die Feuerfrau schießt mit einem Bogen einen Pfeil mit Fackel auf ausgetrocknete Bäume, um ihren Spaß zu haben, wenn der Eukalyptus explodiert.

Ein gefährlicher Guopard lebt auf einer Lagune im Südosten der Insel. Vor ihm hat die Feuerfrau als einzigem große Angst, denn er ist nicht entflammbar.

Die Schildkröte Isidor lebt im Nordosten und bildet sich ein, Königin zu sein. Aber sie ist so dumm, daß sie vergessen hat, wo sie ihr blaues Boot geparkt hat. Erst nach 300 Jahren, am Ende ihres Lebens, fällt es ihr mit dem letzten Atemzug wieder ein: sie hatte es neben Ionesco vor Anker gelegt. Das gleiche passierte ihr mit der einzigen Blume auf der Insel; da war sie schon vor der Feuerfrau geflüchtet und verpaßte die Jahreszeit in der sie knospte.

Der König der Insel thronte noch auf seinem Schiff und wartete darauf, daß ihm ein roter Teppich ausgerollt würde.

Aber der Buchhalter der Insel blockierte alles, indem er 1001 Paragraphen erfand, um die Monarchie zu verhindern. Er war eben Anarchist und mit der Feuerfrau im Lustprinzip verbündet. Er war dagegen, Schloß Neuschwanstein einem daher geschwommenen Monarchen zur Verfügung zu stellen. In ihm sollte der Guopard leben, damit die Lagune der Feuerfrau zur Verfügung gestellt werden könnte. Man könne dort weder Brände stiften und schneller löschen.

Ionesco hingegen war generell für eine Begradigung der Insel und schlug den Bau von Atombunkern vor, die allerdings jedesmal wieder einbrachen, so porös war der Untergrund.

Da spielte eines Tages die Feuerfrau auf dem Didgeridoo, das die Schildkröte vor 200 Jahren hatte liegen lassen und brachte damit die ganze Insel zum Schwingen und ihre Grotte stürzte zum Teil ein. Fortan mußte sie im Vorderteil leben, solange die Lagune noch nicht geräumt war.

In der Mitte des Sees im Inselinneren lebte eine gelehrte Wasserschlage, die magisch den Kraftring bewachen soll, den der Buchhalter aber in der Nähe der Königin vergraben hat. Durch Erosion lugt er jetzt an der Oberfläche hervor. Ein Lastwagen ist von Soldaten aus dem letzten Krieg hinterlassen worden und rostet an der Nordküste der Insel, in der Nähe von den wertvollen Gesteinsfunden, die auf ihm abtransportiert werden sollten. Aber es kam nicht mehr dazu, weil der Krieg plötzlich aus war, und niemand mehr hinging.

Der König will seinen gebührenden Empfang bescheinigen und spielt auf einem Saiteninstrument zu den Klängen des Didgeridoos, welches seine Landungsbrücke zum Beben gebracht hat .

Mittlerweile hat sich die Feuerfrau mit ihren Schwestern zusammengetan, ist aus der Grotte, die ganz zusammengebrochen war, ausgezogen und hat sich auf dem Berg im Westen angesiedelt.

Nach einer Nacht mit dem Buchhalter ist sie schwanger geworden und hat ein Kind, das wie ein Chinese mit Negerlippen aussieht, zur Welt gebracht. Sie tauft es Lumumba Ching. Sie will, daß es Prinz und später Kaiser wird. Sie baut neben dem Schloß Schwanstein einen progressiven kleinen Bungalow, wobei sie sich von einem Architekten beraten läßt, von dem strittig ist, ob er genial oder schizophren ist. Dieser schlägt einen Bildhauer für das Wahrzeichen der Insel vor. Analog dem Berg von Rio, wo Jesus steht, soll die "Gottesmutter des Feuers" alle Gebäude überragen.

Der Bergkristall ist von einem Ring von Edelsteinen umgeben, die ihn schützen und bei der Wache unterstützen (dies ist nötiger denn je, weil die Feuerfrau inmitten der Wälder bei ihren Brandstiftungen von ihren Schwestern unterstützt wird) und dadurch ein Zebrafant total wild geworden ist.

Nachdem eine Sündflut den Zebrafanten abgekühlt hat, wenden sich alle wieder ihrem Alltag zu. Und wenn......

2. P. LEERES BERGINNERES

Es war einmal in einer großen Landschaft aus Sand und Wasser, Meer und Wüste ein Mangrovenbaum, der lebte ganz abseits mit viel Wasser in seiner geliebten Umgebung.

Oben im Gebirge zwischen Meer und Gestein lebte der Bergkristall in voller Pracht.

Der Delphin schwamm im Meer und erfreute die rote Frau, die ganz abgeschieden in der Höhle am anderen Ende des Berges wohnte. Sie hatte Übersicht über das ganze Land und Meer.

Da kam eines Tages ein Schiff. Es war noch von niemanden gesehen und am anderen Ende der Insel. Die rote Frau ahnte etwas. Sie bekam Angst. Was wollten die anderen Menschen, Gutes, Böses? Sie bastelte sich Pfeil und Bogen, um sich zu verteidigen und zu schützen, wenn sie runter ans Meer ging, denn oben in der Höhle war sie ja geschützt.

Das erste Landtier tauchte auf. Oh, die Katze kann mir helfen, wenn die Leute an Bord das Land betreten. Sie hat Krallen oder kann schmusig die Seeleute umgarnen.

Die Schildkröte mit dem dicken Panzer auf dem Rücken, kann auch übers Meer entfliehen, falls es brenzlig wird.

Aber da kam ein Kanu angeschwommen ohne Besatzung, friedlich, blau, ruhig. Es beruhigte die Frau. In diesem Kanu waren Mohnsamen. Sie säte die Samen aus und es wuchsen ganz viele Blumen um die Höhle.

Da kam noch ein Schiff. Es entstand ein Hafen mit vielen bunten Schiffen. Im letzten Schiff kam ein Mann, der ihr sehr sympathisch war. Er begann zu schreiben. Tagelang saß er im Boot und schrieb stundenlang in ein Buch, Zeile um Zeile, Stunde um Stunde, Sonnenaufgang, Sonnenuntergang, es vergingen viele Tage.

Der Mann ging vom Schiff zur Frau in die Höhle. Die Höhle war dunkel und kalt, da bauten sie gemeinsam auf dem Berg ein Haus, wo sie das Land ringsum beobachten konnten. Der Mann machte Musik für die Frau, schrieb Gedichte. Sie liebten sich sehr, jeder war glücklich mit dem anderen.

Sie fütterte die Katze, Schildkröte und Delphin, alles war eine Einheit und Harmonie. Der Mann ging mit Pfeil und Bogen auf die Jagd, um für Essen zu sorgen. Er ließ wenn er außen ging, ihr zur Verteidigung ein Discheru O da, da er ja den Pfeil und Bogen mitnahm.

Somit, fühle sie sich auch ohne ihn sicher auf der Insel, denn es war ja das rote Boot da mit der fraglichen Besatzung.

Das Meer war gesund, es gesellte sich eine Wasserschlange zu den anderen Meerestieren, sie war sehr beweglich und aufmerksam. Sie entdeckte auf dem Meeresboden einen goldenen Ring, den brachte sie dem Mann, der gerade beim Fischen war. Er freute sich sehr darüber, denn er hatte drei Wünsche frei. Einen Leiterwagen, der ihm auf der Insel seine Speisen, die er sammelte, transportieren läßt ohne sie tragen zu müssen. Eine Urschnecke und eine Höhlenlaus, wo er sich auch mal zurückziehen kann, ganz für sich.

Doch da stand plötzlich eine zweite Frau auf, die bei dem Haus wohnt, sie hat ihre Freundin mitgebracht. Die Frau von dem Mann freut sich, sie hat endlich Frauen, mit denen sie reden kann, nicht nur ihren Mann. Dabei erfährt sie, daß es noch andere Dinge gibt als jagen, kochen. Sie verführt ihren Mann nach allen Regeln der Künste und bekommt ein Kind. Die drei Frauen helfen zusammen, der Mann geht auf die Jagd und versorgt seine Familie.

Die Oma der Sippe lebt ganz alleine im anderen Dorf. Da taucht die Enkeltochter der Familie auf und tröstet sie, weil sie so alleine ist und die Enkelin verspricht ihr, die Schätze der Insel zu zeigen, Kristalle, Onyxe, Lapislazuli. Alles glänzt und glitzert, die Oma kommt aus dem Staunen nicht mehr raus.

Die Oma erzählte es den anderen und sie nehmen den Elefant, spannen ihn vor den Leiterwagen und wollen die Edelsteine aus dem Berg holen. Der Elefant hilft die schweren Brocken zu holen, er hat viel Kraft. Doch wenig später sind sie sich alle einig, das Gestein so zu lassen wie es ist, damit noch viele Menschen der Insel eine Freude daran haben können, denn was nützt das ganze Geld, wenn der Glanz der Steine, der schöne Anblick nicht mehr da ist, nur mehr leeres Berginneres.

3. ÜBERWEIBCHEN

Es war einmal eine unentdeckte Insel irgendwo in den Weiten der Ozeane, deren Schönheit durch wundervolle, seltene Gesteine und unbekannten Pflanzen gekrönt wurde.

Die Bewohner waren dickliche, rote Überweibchen, die glücklich den Tag verlebten. Miteinander lachten und gemeinsame Freßfeste verbrachten, die oft die ganze Nacht dauerten.

Um die Insel herum spielten Delphine. Sie verband eine tiefe Freundschaft mit den friedlichen Bewohnerinnen der Insel. Diese waren jedoch im Falle eines Angriffs auf den Frieden ihrer Insel durchaus wehrhaft. Mit Pfeil und Bogen, Amazonen gleich streckten sie nicht friedfertige Eindringlinge nieder, denen es nur möglich war mit kleineren Schiffen in das Innere der Insel zu gelangen.

Wachsame Katzen und weise Schildkröten gaben den Bewohnerinnen schon vorzeitig Alarm, wenn sich ein Schiff der Insel näherte. Dann wurden die Besucher bereits vor der Insel von den zauberhaften Gondeln der dicken Frauen empfangen.

Eines Tages erreichte ein Boot mit einer Fremden zufällig die Insel. Diese hatte ein Buch und Schreibzeug in ihrem Besitz. So etwas ward von den Einwohnerinnen noch nicht gesehen. In dem Buch waren auch viele Bilder aus anderen Kulturen und zeigten dem Betrachter die Schönheit vieler Länder.

Die Bewohnerinnen der Insel fühlten sich plötzlich vom Rest der Welt isoliert. Ihre Insel erschien ihnen so klein. Sie wollten aus ihren Behausungen heraus und die Sitten und Gebräuche fremder Kulturen kennenlernen.

Da die Einwohnerinnen sehr musikalisch waren, schenkten sie der Fremden als Dank für das Buch eine Laute, die wunderschöne Töne hervorbrachte.

Mit dieser Laute jedoch wurde seit Tausenden von Jahren eine gefährliche Seeschlange beruhigt, die in der Tiefe des Sees schlummerte und nur von Zeit zu Zeit aufwachte, und dann Appetit verspürte, oft tagelang alles um den See in Angst hielt bis sie entweder etwas Eßbares gefunden hatte, oder mit Hilfe der wunderschönen Lautenmusik besänftigt wurde.

Der Inselfriede war nun in Gefahr. Leichte Seebeben wiesen bereits darauf hin, daß die fürchterliche Seeschlange langsam aufwachte.

Die weise Schildkröte besaß einen Zauberring, der jedoch nur einen Wunsch beinhaltete, also nur für den äußersten Notfall benutzt werden sollte und langfristig keine Lösung bot.

Einige der Dickmadamen berieten nun zusammen, ob es nicht ratsamer wäre, die Insel zu verlassen, einmal um der drohenden Gefahr zu entgehen, weiter, um die Welt zu erkunden. Ferner lebten keine Männer auf der Insel. Es kamen selten welche vorbei und das waren oft nicht die Richtigen. Viele Bewohnerinnen fühlten sich einsam und wollten Männer kennenlernen.

Immer mehr fremde Frauen bevölkerten die Insel, da sie Zuflucht suchten und Harmonie. Jedoch wurde dadurch zunehmend die Harmonie der Ureinwohnerinnen gestört. Sie kamen zu dem Entschluß die eigene Insel zu verlassen. Sie sammelten einige Schätze der Insel zusammen, Nahrung und Edelsteine und verabschiedeten sich von den Delphinen, die ihnen traurig zuquietschten.

4. U. (Verfasserin anonym)

1) Es war einmal ein wunderschöner Kristall, der geheimnisvolle Kräfte in sich trug. Er wuchs in einer Art Höhle auf einer verwunschenen Insel.
2) Am anderen Ende der Insel wuchs ein besonderer Baum. Der keine Äste und Blätter hatte, sondern statt dessen Schlingarme, die sich wie Schlangen winden konnten.
3) Unterhalb des großen Sees, gegenüber dem Kristall lebte eine weise Frau in einer Höhle, die Hüterin des Kristalls. Sie bewachte ihn und ließ nur ganz erwählte Besucher in die Nähe des Schatzes.
4) Eines Tages sah sie in der Ferne ein Boot auftauchen. Eine Art Kanu mit Segeln, das sich schnell der Insel näherte.
5) Sie legte sich aus Vorsicht Pfeil und Bogen zurecht. Mann/Frau wußte nie für was es nötig war und es war wichtig, die Waffe griffbereit zu haben.
6) Da tauchte ein seltsames Gebilde auf. Als sie es näherkommen sah, erkannte sie ihre Katze Fiodora, die von einer ihrer Streifzüge wieder auftauchte.
7) Sie rief Fiodora zu sich und trug ihr auf, die alte weise Schildkröte zu benachrichtigen, da sich ein Boot der Insel des Schatzes nähere und sie sich mit ihr beratschlagen wolle.

Die weise Schildkröte hauste am anderen Ende der Insel. Fiodora machte sich auf den Weg sie zu holen.

8) Fiodora beeilte sich und als die weise Frau sich nochmals umsah, entdeckte sie ein zweites Boot, allerdings ohne Segel hinter dem ersten. Seltsamer Weise konnte sie keine Insassen erkennen.

9) Vor ihrem Haus wuchs ein wundersamer Kaktus, dessen Blüten sie manchmal für Kraft spendende und Visionen bringende Zaubergetränke benutzte.

10) Als die Boote sich langsam der Insel näherten, konnte sie eine Figur im hinteren Boot erkennen. Es schien eine Frau zu sein, die dort auf einem Thron aus Holz saß.

11) Jetzt sah sie, daß das Boot etwas anderes noch mitbrachte. Ein riesiges Buch und sie erinnerte sich an eine alte Weissagung über das Buch der Bücher, in dem alle Geschehnisse der Insel verzeichnet seien.

12) Sie blickte sich um und erkannte hinter sich eine seltsame bunte Blüte, als sie weiter hinschaute stellte sich heraus, daß es ein Gebäude war von solcher Pracht und Schönheit, daß es ihr den Atem raubte. Wieso hatte sie es nie zuvor bemerkt?

13) Dann hörte sie ganz leise weiche fast himmlische Töne, die ihr Herz vor Freude hüpfen ließen. Was geschah da? Sie war ganz verwirrt, ängstlich und freudig erregt zugleich und sah und hörte daß diese Musik aus dem Boot kam.

14) Sie lief schnell in ihre Höhle und holte ihr eigenes Instrument, ein Didgidero und begann auf die sanften himmlischen Töne mit einem tiefen, erdigen Klang zu antworten.

15) Von den Klängen der Musik herbeigelockt und gleichsam verzaubert, stieg aus dem dunklen See die Wasserschlange empor. Sie lebte dort verborgen und zeigte sich nie. Sie galt als gefährlich und unberechenbar und die weise Frau erschrak über ihr Kommen.

16) Mittlerweile kamen die Boote immer näher, drei waren es an der Zahl und als sie näher hinsah, erkannte sie, daß sie mit Schätzen beladen waren. U.a. sah sie einen goldenen Ring, so schön, wie sie ihn noch nie gesehen hatte.

17) Sie trugen einen Leiterwagen von den Booten und legten einen Teppich aus. Der Leiterwagen fuhr in umgekehrter Richtung auf den verborgenen Schatz zu und brachte ein seltsames höhlenartiges Gebäude

dorthin. Es sah aus wie eine Mischung aus Muschel und Seeigel und als es abgesetzt wurde, entstieg ihm eine Frau, die ihr selbst recht ähnlich sah.

19) Jetzt machte sie sich auf den Weg und als sie näher kam, entdeckte sie noch eine Frau, die ganz hingebungsvoll vor der Höhle lag und sich sonnte, ihr freundlich zulächelte und sie begrüßte. Sie umarmten sich und tanzten und lachten.

20) Da holte die liegende weise Frau aus dem kugelförmigen Gebilde ein Kind hervor, das einen riesigen Mund hatte, und vor Hunger schrie und nahm es an ihre Brust, um es zu nähren.

21) Aus dem wunderschönen Haus trat plötzlich eine Gestalt hervor, mit einer Schürze nur bekleidet und neben ihr erschien eine Fee mit einem riesigen Hut .

22) Sie kamen um das Kind zu begrüßen und brachten ihm die unterschiedlichsten Kostbarkeiten mit, eine Glückskugel, ein Behältnis mit wundersamen Nektar, eine Kugel klares Kristallwasser, blauen Sternglimmer und eine Waffe aus Lapislazuli gegen böse Blicke und Gedanken.

Die weise Frau entschloß sich dem Kind den Kristall zu schenken, der ihm in dunklen Lebenszeiten als erhellendes Licht zur Seite stehen sollte. Die Frauen, Kinder, Zebrafanten und alle Inselfremden beschlossen ein großes Fest zu feiern. Der Zebrafant wurde auf die höchste Bergspitze gestellt, damit er alle zusammentrompetete. Alle kamen, bestaunten das Neugeborene und freuten sich.

5. P. 2 DER HEILIGE GRAL

Es war einmal auf einer Vulkaninsel. Dort war verborgen in einer Mulde am Strand der heilige Gral der Weiblichkeit als Symbol der Göttin, bewacht von dem Mangrovenbaum.

Im Süden saß die große Kriegerin und beobachtete die Zeichen am Himmel. Nordwestlich zog ein einsamer Delphin seine Kreise. Der Ostwind trieb ein Boot in die Bucht, das verloren hin und her schaukelte.

Die große Kriegerin witterte Gefahr für den kleinen Schatz und wappnete sich, indem sie ihren Bogen schußfertig machte.

Eine Katze tauchte aus dem Meer auf.

Auch die Schildkröte machte sich beunruhigt von Nordosten auf und schwamm gemächlich den Strand hinauf.

Ein anderes Boot tauchte auf. War es in friedlicher oder feindlicher Absicht gekommen?

Die Situation spannte sich an: noch ein drittes Boot tauchte auf.

Ein seltsames Bild: eine dicke Frau thronte auf dem Mittelteil der Paddel. Das Boot wurde wie von einer fremden Kraft getrieben. Wollte sie die heilige Utensilie stehlen?

Schimanska hieß sie, eine tapfere Kriegerin. Sie entdeckte ein Gästebuch am Strand, in dem ein spanisches Gedicht stand.

In der heiligen Schloßstadt war bis dato noch alles ruhig. Schimanska wartete ab und spielte erst mal ein Begrüßungslied auf ihrer Zauberleier. Die Katze maunzte gequält.

Bling! Und eine riesige Mohnknospe wuchs in beeindruckender Geschwindigkeit direkt vor der großen Kriegerin. War das ein gutes Zeichen?

Sie hatte ihr Didscheridoo und antwortete den seltsam traurigen Tönen der Leier mit einer tiefen Baßweise, welche die Insel erbeben ließ.

Wutzu, die wütende Schleeschlange, die in der Mitte der Insel in einem tiefen See schlief erwachte von den Vibrationen, die das alte Instrument auslöste.

Die Schildkröte beobachtete, wie Schimanska dem Land ein Opfer/Gastgeschenk machte.

Ein kostbarer Zauberring lag auf dem Strand.

Erwin, der unsichtbare Diener kam mit dem Handwagen, um ihn aufzuladen und abzutransportieren. Ihn und einen teuren Teller aus Platin. Er wollte den Schatz zur Höhle zur großen Mutter bringen, die prüfen sollte, ob das Zeug was wert war.

Große Mutter war heute etwas gereizt weil die ältere Schwester wieder nicht den Mund halten konnte.

Tapfere Kriegerin kam aus dem Osten, um mitzuteilen, daß jemand gelandet war.

Das Baby von großer Mutter brüllte los.

Niemand wußte, wo der Vater war, wohnte doch kein Mann (Erwin war ein Zwergenkönig) auf der Insel.

Die heilige Schloßstadt wachte langsam auf. Die kleine Dicke und die große Gärtnerin trugen ihre Waren auf den Markt.

In der Zwischenzeit kam es zu einer wundersamen Bereicherung des heiligen Schatzes.

Wundersame Ballonmaterialien wuchsen um den heiligen Schatz im Nachhall der Klänge des Didgeridoo.

Waren es noch die Klänge des Didgeridoo? Nein, das Geräusch kam von Hannibal, der mit einem erstmals seit 100 Jahren erschallenden markerschütternden Trompeten das Aufwachen des Seeungeheuers bekannt gab.

Das brachte das Faß zum Überlaufen.

BESPRECHUNG

Der letzte Satz der letzten Geschichte bezieht sich auf die abschließende Handlung des Spiels: der einzige Mann in der Gruppe hatte begonnen, Wasser auf den See zu gießen und hatte eben noch rechtzeitig innegehalten. Er äußerte bei der Besprechung, daß er eine unglaubliche Wut empfunden und am liebsten die gesamte Szene unter Wasser gesetzt hätte. In seiner Geschichte hatte er keine einzige Figur als Mann interpretiert, es sei für ihn eine Szene aus einem Matriarchat gewesen.

In einem anderen Fall hatte ein Klient die aufsteigende Wut auch ausgelebt und eine sehr sorgfältig hergestellte Szene in einem Wutanfall vollständig zerstört.

Ich danke den Teilnehmern an diesem Seminar, daß sie ihre Geschichten zur Veröffentlichung zur Verfügung gestellt haben, so daß der Leser eine Vorstellung von der Vielfalt und Kreativität in den Gruppen erhalten kann.

Regredina

ASSOZIATIONEN ZUM THEMA DER GEGENÜBERTRAGUNG

Diese Fehlleistung, dieses Mischwort aus dem Frauennamen Regina und Regression, ist für mich das Stichwort, mit Hilfe dessen ich mich an ein wichtiges Seminar erinnern kann. Es handelt sich um ein Methodenseminar der Arbeitsgemeinschaft für psychoanalytische Kunsttherapie, das ich an einem Wochenende Anfang des Jahres 1997 in Hamburg leitete.

Ich befinde mich zwischen den eigenen Reflexionen und merkwürdigen, formalen Bedingungen, zu denen eine automatische Rechtschreibekorrektur des Computers gehört, der zwar das Wort 'Psychoanalyse', nicht jedoch 'psychoanalytisch' kennt. Und so entsteht unter meinen Händen ein Text, der auf andere Weise Farbigkeit enthält, nämlich durch die roten Schlangenlinien, die reale und vermeintliche Rechtschreibefehler unterstreicht. Das erste rot unterstrichene Wort ist natürlich 'Regredina'. Der Computer bewahrt mich vor der Regression, die mir so lieb wäre, insbesondere nach diesem Seminar, in dem viele Teilnehmer nicht nur regredieren durften sondern dies sollten, nicht jedoch der Leiter. Eine Woche vor diesem Termin war eine Ausbildungsteilnehmerin gestorben und viele erfuhren erst an diesem Tage von dem Todesfall.

Ich habe beim Gedächtnisprotokoll dieses Seminars das Gefühl, daß alles, was schließlich auch als Gegenstandsbereich unter "Methoden der Kunsttherapie" subsumiert werden kann, an diesem Wochenende angesprochen wurde und jetzt von mir weitergedacht wird. Dieses 'Weiter-Denken' bringt mich in Berührung mit der Frage nach den eigenen Gefühlen, den Möglichkeiten, diesen in einem Methodenseminar nachzugehen, das Eigene bei den anderen zu ermutigen und schließlich bei einer Selbsterfahrung anzukommen. Mein Auftrag ist, eine Ausbildung durchzuführen. Er gerät in Konflikt mit der Neigung, den Bedürfnissen der Teilnehmer nach Selbsterfahrung nachzugeben. (In dem Film "Der Club der toten Dichter" wird dieser Konflikt im Medium der Pädagogik exemplarisch vorgeführt). Meine Gefühle vor diesen Seminaren sind häufig gemischter Art. Da ist auch eine Angst eigener Inkompetenz. Ein symptomatischer Traum, der an diesem Wochenende auftauchte, war, daß ich von einem ehemaligen Schüler, der dabei ist zu erblinden, begleitet werde. In dem Traum landet ein durchsichtiges Flugobjekt. Ich erkenne im Inneren nichts, aber mein fast blinder Schüler sieht fünf Personen in dem Flugzeug.

Diese geheime Angst steht in schroffem Widerspruch zur erfahrenen Realität, in der es sich genau umgekehrt verhält. Ich fühle mich öfters genötigt, die Schüler auf Gegebenheiten der Bilder oder des Gesprochenen aufmerksam zu machen, sie nach ihren Gefühlen zu fragen, wenn ich den Eindruck habe, daß sie zu stark im Kopf verweilen. Aber ist diese 'Brillianz' schon der Weisheit letzter Schluß, die wahre Wahrnehmung? Da gibt es noch einen Mangel. Ich fühle, daß er mehrere Facetten hat. Erstens könnte ich mich im Traum unbewußt mit den Schülern identifizieren, die Offensichtliches nicht wahrnehmen wollen oder können, daß es sich um ein

Verdrängen handelt. Ich empfinde einen Ärger über dieses Verhalten, den ich nicht ausdrücke. Er zeigt sich darin, daß das Flugzeug die Form eines Kampfflugzeuges hat. Zweitens könnte sich das Gefühl eines Mangels durch den Zwang meiner Rolle als Lehrtherapeut eingestellt haben. Man erwartet von mir, den 'großen Durchblick' zu haben. So könnte das Bild des 'durchsichtigen Flugobjektes' interpretiert werden. Ich erfülle mir im Traum den Wunsch, mit einem 'durchsichtigen Objekt' konfrontiert zu sein. Im Traum kam das Gefühl, es handele sich um Außerirdische. Also der Wunsch, etwas wirklich Neues, Fremdes zu sehen, zu erforschen, zu 'knakken', eine echte Herausforderung. Der Therapeut als Held, der Neuland betritt. Tatsächlich sehe ich nichts. Der blinde Schüler sieht alles. Das ist die Kehrseite der Wunscherfüllung: die Befürchtung. Ich erlebe eine Angstminderung, als das Erwartete im Traum tatsächlich eintritt. Der rettende Gedanke ist, die Begegnung mit einem unbekannten Flugobjekt der Polizei zu melden. Im Traum ist noch eine alkoholkranke Frau dabei, die bestätigt, ebenfalls das UFO gesehen zu haben. Mit diesen beiden, dem Blinden und der Berauschten fühle ich mich gewappnet, um vor das kritische Auge des Über-Ichs zu treten.

Anfänglich hatte ich den Traum nicht mit dem Gruppenprozeß in Zusammenhang gebracht. Aber ich hatte immerhin genügend Gedächtnisvermögen, um mich zu erinnern, daß ich bei der Arbeit andere immer angehalten habe, einen Traum zu berichten, auch wenn er äußerlich zunächst nicht mit dem Gruppenprozeß in Zusammenhang zu stehen scheint. Wie kann ich sinnvollerweise mit anderen arbeiten, von ihnen Einfühlung verlangen, wenn ich mir vorher nicht selbst über meine Gefühle klar werde? Ich habe soeben bemerkt, daß ich schreiben wollte "über meine Gefühle 'Rechenschaft' ablege." Das Rechnen ist eine Methode um eine bestimmte Klarheit zu schaffen und es gibt die andere Methode, die ich unter dem Begriff der Methode als für uns relevant ansehe. Ich möchte nicht von der ersten sprechen. Ich gestehe aber, daß sie auch bei mir immer noch einen ungehörigen Anspruch anmeldet, da sie sich mit dem Begriff von Wissenschaftlichkeit verbindet. Daher auch, wenn ich mit der Gruppe mitregrediere, kann ich zwei und zwei nicht mehr zusammenzählen. Irgend jemand muß ja da sein, um das Schiff durch die gefährlichen Schnellen zu lenken. Deshalb ließ sich Odysseus an den Mast binden und den Schiffern sich die Ohren verstopfen, damit sie nicht die Sirenen hörten. Ich muß mir, symbolisch im Traum, die Augen verbinden, um nicht ins Innere schauen zu müssen, um nicht verführt, abgelenkt oder verwirrt zu werden. Der Blinde darf hinschauen, es wird eh eine Projektion sein, die Berauschte nimmt niemand ernst. Und so landen wir alle schließlich bei dem erholsam Normalen, bei der Polizei. Sie rettet uns, weil sie das zerstörerische Über-Ich, den Knebel und die Binde verkörpert. Das Nicht-Wissen bietet eine Gewähr für die Sicherheit des Alltags, die Behäbigkeit des Durchschnittlichen, das Funktionieren von "Wissenschaft".

Dieser Gedanke stammt von Heidegger : "Die Wissenschaft denkt nicht, sie funktioniert." Ich beziehe mich hier auf unterschiedliche Begriffe des Wissens, des Denkens, der Reflexion. Für uns gewinnen diese eine zusätzliche Dimension, weil sie einerseits mit der 'Bildlogik und (dem) Bildspiel' (Paul Klee), andererseits mit den Gefühlen, an und mit denen gearbeitet werden soll, in Verbindung zu bringen sind.

Ich habe in den einleitenden Sätzen einiges zu den Gefühlen, die mich bewegt haben, wollte ich schreiben. An diesem Punkt bin ich unterbrochen worden. Der Computer verlagerte die Texteile an einen mir unbekannten Ort und meine Nase fing heftig zu bluten an. Das Nasenbluten, das Symptom, das ich in dieser Stärke seit vielen Jahren nicht mehr hatte, war mir von meinem Homöopathen, die Fehlleistung der Software von meinem Virusprogramm vorausgesagt worden. Ich habe keinen Grund, mich über Überraschungen zu beklagen. Im Gegenteil, es bringt mich zurück zum Thema: zur Regression und zur Technik (der Methode).

(Nebentitel:
Der Tod der Schülerin und das Nasenbluten des Therapeuten.)

Um mir meine Kompetenz als 'guter Therapeut' bestätigen zu können, hilft es, eine sinnvoll erscheinende Verbindung zwischen einem Ereignis und der eigenen Reaktion darauf herzustellen. In der Therapeutenrolle habe ich einerseits die Rollensicherheit, nicht mitzuregredieren, Gefühl äußern zu müssen. Andererseits kommt mit dem Thema Abschied, Trennung, Wut und Schmerz so stark hoch, daß sie sich plötzlich als "blutige Tränen" Bahn durch die Nase brechen. Ich hatte vor zwanzig Jahren innerhalb der eigenen Ausbildung Gelegenheit in einer Gruppenarbeit eine Trauerarbeit zu beginnen (sie ist noch nicht abgeschlossen!) die sich auf den Verlust des Vaters vor fünfzig Jahren bezog. Durch die eigene Erkrankung an Scharlach war ich damals in Quarantäne und dadurch verhindert, Sterben und Trauerfeier mitzuerleben. Die Wut und der Schmerz hierüber waren jahrzehntelang völlig unbewußt. Erst der gewaltsame Dammbruch des Blutens öffneten wieder Verstehen und die Schleusen des Wasserkraftwerks.

DAS WASSERKRAFTWERK

Ich möchte dieses Bild des 'Wasserkraftwerkes' als Überschrift für diesen nächsten Abschnitt wählen, weil es mir unmittelbar mit dem Wesen der Heilkunst in Zusammenhang zu stehen scheint. Auf eine andere Weise scheint das Wasser einigen sehr wichtig zu sein, wenn es einerseits als Kneippkur, andererseits in der Kunsttherapie mit dem Medium des Aquarells Ansehen genießt. Dies nur am Rande. (Mir scheint das Aquarell mit das schwierigste Medium zu sein.)

Das "Wasserkraftwerk" tritt in unseren Veranstaltungen in dreifacher Form auf:

1. als Symbol in den Bildern
2. als körpersprachliches Symbol beim Trauern, beim Weinen (wobei von Helfern immer etwas zu schnell das zudeckende Taschentuch angeboten wird.) Das Urinieren nicht zu vergessen, wenn plötzlich jemand auf den Topf muß.
3. in den Assoziationen, wenn von der Hysterie die Rede ist.

Symbolisiert wird das Wasser, das generell für Körpersäfte steht, meistens durch die Farben Blau (Träne), Rot (Blut), Gelb (Urin). In dem Zusammenhang nicht zu vergessen, daß sich die klassischen vier Charaktereigenschaften als "Mischungen" (Temperamente) und Flüssigkeiten darstellen: die Galle (cholerisch), die 'schwarze Galle' (melancholisch), das Blut (sanguinisch) und die Lymphe (phlegmatisch).

An diesem Wochenende hatte ich den Eindruck, daß das "Wasserkraftwerk" eher auf körpersprachlichem Wege, also durch Weinen zum Ausdruck kam und daß sich Gefühle der Wut in bildlichen Symbole der Farbe und Form äußerten. Es gab einige Fälle des Fernbleibens von der Gruppe, das ich als ausdrücklichen Wunsch, die Trauer nicht teilen zu wollen, ansehe. Dabei vermute ich auch eine Angst davor, beim Teilen sich nicht abgrenzen zu können und zu verschmelzen. Diese Meinung beinhaltet die Gefahr der Verallgemeinerung. Ich möchte sie jedoch vorerst polemisch aufrecht erhalten, andererseits alternative Erklärungsmodelle damit nicht ausschließen.

Wir kommen, obwohl wir idiographisch arbeiten, nicht um die Verallgemeinerung umhin. Wir sehen ein, daß die Psychoanalyse keine Wissenschaft im Sinne des universitären Diskurses ist (Lacan), aber wir arbeiten in unserer Praxis so streng, als handele sich um eine. Die Bilddeutungen, die Analogien und Interpretationen sind aufzufassen als Angebote, die vor dem Hintergrund einer Lebensgeschichte Sinn machen können oder auch nicht. Wir vertrauen darauf, daß das Subjekt sehr wohl in der Lage ist, den Sinnzusammenhang selbst herzustellen. Dies enthebt mich von der Anstrengung, im Raumschiff nach Außerirdischen suchen zu müssen. Ich entdecke in den Bildern so viel, daß jede Exotik daneben verblaßt.

Es entsteht eine Wut in mir, weil die Gruppe sich chaotisch verhält. Ich frage mich, wen ich jetzt umbringen könnte? Es ist ausgerechnet diejenige, die ich am meisten "liebe". Ich merke, ich fühle mich nicht ausreichend wieder geliebt. Na ja, so ist das eben. Tilmann Moser schreibt in seinem "Stundenbuch", daß es ihm sehr hilft, wenn er den Haß spürt. Ich freue mich, daß ich nicht allein bin. Der Haß ist das beste Abgrenzungsmittel gegen Verschmelzungsängste. Warum sollte ich davon frei sein? Natürlich ist es überaus leicht, von diesen Überlegungen ausgehend, gescheite Sätze, die Methode betreffend, zu formulieren.

Die Gruppe befindet sich in einem starken Widerstand. Er macht sich so bemerkbar, daß die Reihenfolge, die ich vorgeschlagen habe, nicht beachtet wird und das Rollenspiel, das ich vorgeschlagen habe, abgelehnt wird. Die Ablehnung ist nicht direkt, sondern es gibt längere Pausen der Verweigerung. Sozusagen einen 'Streik'. Die Streikbrecher werden dadurch bestraft, daß die Gruppe deren Arbeit heftig kritisiert. Die Wut, die eigentlich dem Trauerfall gilt, wird so umgeleitet. Soviel zur gruppendynamischen Deutung.

Das "Bilddiktat"

ist eine Übung, die ich zum ersten mal in einem Workshop mit Elisabeth Tomalin kennen lernte. Es geht darum, daß in einer Partnerübung ein Bild Element für Element in Sprache übersetzt und dem Partner "diktiert" wird, ohne dabei den Gegenstand (z.B. Figur, Haus, Blume oder sonstigen Gegenstand) zu erwähnen. Die Sonne ist ein Kreis mit einer bestimmten Farbintensität und befindet sich an dem und dem Platz usw. Die Eigenschaften der Formen und Farben werden genau beschrieben, in Sprache umgesetzt, ohne die Gegenstände beim Namen zu nennen. Die Gefühle beim Diktieren und beim Ausführen der fremden Komposition sollen im Anschluß besprochen werden.

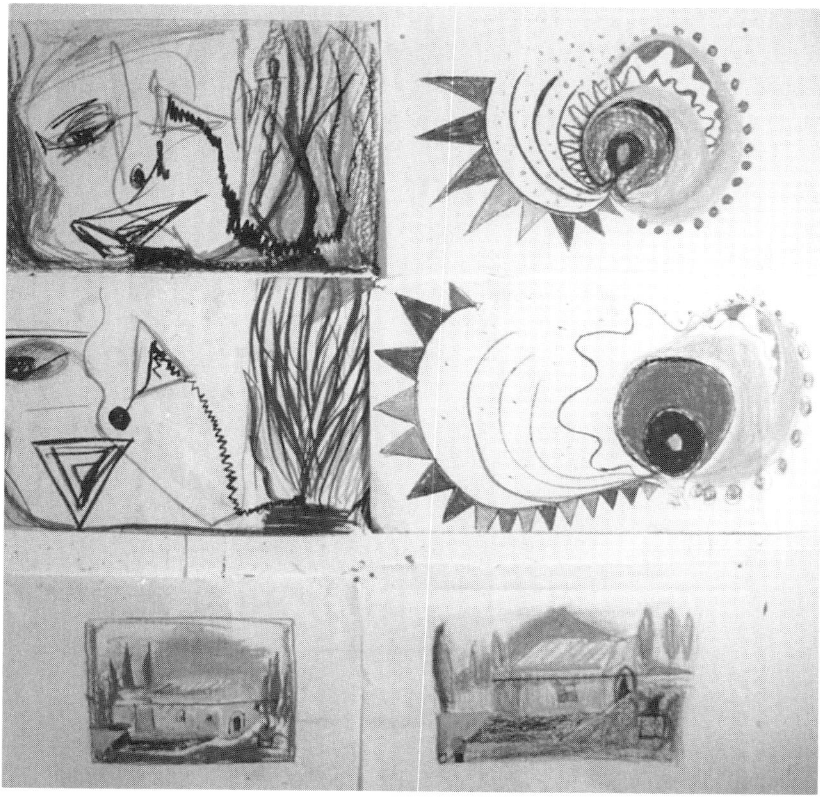

Abb. 27 "3 Paare Bilddiktat" (das obere, bezw. das erste Bild ist jeweils das Original)

Die knifflige Frage, die ich hier nur andeuten will, berührt die Gegenübertragung des Gruppenleiters. Daß er eine bestimmte Übung anleiten wird, hat immer mit unbewußten Anteilen zu tun, die im Nachhinein erst in einer Supervision oder bei einem reflexivem Protokoll aufscheinen mögen.

Das durch den Todesfall gegebene Thema der Gruppe war Trauer/Trennung. Eine wesentliche Hilfe bei Trauerarbeit kann das Teilen der Trauer zu zweit oder in der Gruppe sein. Meine (bewußte) Absicht war, die Teilnehmer in der Partnerarbeit einen Kontakt von Unbewußt zu Unbewußt aufnehmen zu lassen und dadurch vermehrtes Vertrauen in eine Gemeinsamkeit von Gefühlen entwickeln zu können. Mir erschien dazu die Übung "Bilddiktat" geeignet.

Was dann tatsächlich eintrat, hatte mehr mit meinen anfänglichen Gegenübertragungsgefühlen der Wut zu tun als mit der erwarteten Trauer. Das Bilddiktat ist eine Übung mit gewissen Zumutungen der Unterwerfung unter fremden Einfluß usw. Der Widerstand verstärkte sich stellenweise bis zum Abbruch der Übung und der Verweigerung.

Bei der ausführlichen Besprechung und Reflexion der einzelnen Übungen und dem, was dies mit der Gruppe machte, kam es, nachdem die aggressiven Widerstände angenommen worden waren, zu Tiefgang und starker Trauer über den Verlust der Frau. Es ergab sich wie von selbst, daß eine innerlich notwendige Reihenfolge der Gefühle, zuerst Wut und dann Trauer, demonstriert wurde.

Zusammenfassung

Die persönliche Betroffenheit vom Tod einer Schülerin bringt den Verfasser in eine ihn selbst irritierende Gefühlslage, in welcher er lieber selbst den eigenen Gefühlen vergangener Trennungserfahrungen nachgegangen wäre. Aus einer zunächst unbewußten Gegenübertragung heraus wählt er eine Übung, die eher dazu dient, Wut zu provozieren, als, wie beabsichtigt, Trauerarbeit zu ermöglichen. Andererseits hat er, eben unbewußt das Richtige getan, um in der Reihenfolge Wut/Trauer zu einem stimmigeren Ausgang, zu größerer Gefühlstiefe zu gelangen. Das Beispiel zeigt den Unterschied zwischen pädagogischem und therapeutischem Handeln. Die therapeutische Wirkung setzt da an, wo die pädagogische Absicht scheitert.

Das Beispiel ist problematisch. Es kann mißverstanden werden. Es heißt nicht, daß das alleinige Ziel von Therapie darin besteht, wieder Gefühle ausschließlich aus der Regression heraus ausdrücken zu lernen. Es ist nur so, daß die Regression die Blockierungen löst, welche die Ich-Grenzen zu blockieren und Entwicklung zu behindern drohen.

Unschärfe und Sublimierung

Der Rohrschachtest ist ein exzellentes Beispiel für Unschärfe. Sie gibt Raum für Eigenes. Falsches Verstehen führt zur Wahrheit des eigenen Themas. Unklarheit, Mißverständnis enthüllen das Stichwort zur Erinnerung.

Eine Patientin hörte das Wort "Spekulation" und wurde völlig wütend, ohne zu wissen warum. Sie wollte den Raum verlassen. Später fiel ihr ein, daß es ein Wort war, das ihr Vater benutzt hatte. Stichwort, Erinnerung und Affekt waren gegeneinander verschoben. Einer anderen kamen Tränen bei dem Satz "in Ohnmacht fallen". Sie erinnerte sich jetzt und begann zu verstehen, warum sie als Kind in Ohnmacht gefallen war. Dem anderen passiert es bei einem Geruch, bei einer Melodie, einem Bild. Das unscharfe Wort, Bild, Lied oder Geruch haben einfach eine viel breitere Projektionsfläche als die oberflächenscharfen, präzisen und klaren Texte und Bilder des Alltags, die damit anderes ausschließen, die assoziative Freiheit einschränken. Die Größe der Projektionsfläche steht in einem Verhältnis zur Beweglichkeit der Assoziationen. Die oberflächenscharfen Texte und Bilder aber verschließen sich in vermeintlicher Objektivität. Es gibt keinen Raum sie aufzubewahren. Die szientistische Lederhaut zerstört die Durchlässigkeit, die für den Zugang zum Verdrängten nötig ist.

In der Kunstgeschichte, im Bild beginnt die Unschärfe mit dem Impressionismus. Interessanter Weise hatte die Schülerin, die am bohrendsten nach Klarheit verlangt hat, in ihren Bildern völlig "unklar", d.h. impressionistisch gestaltet. Die unverbundenen Farbflecken eines impressionistischen Bildes erzwingen es, daß der Betrachter aktiv wird. Er muß in seiner Aktivität den Bildsinn erst herstellen. Dies war für die Besucher der ersten Ausstellung der Impressionisten eine derartige Zumutung, daß sie mit ihren Regenschirmen auf die Bilder losgingen. Mittlerweile hat sich das westliche Kollektiv soweit erholt und gelernt, daß diese Art ein Bild zu lesen, Allgemeingut geworden ist. Es hapert noch etwas beim Kubismus. Der Erfolg S. Dalis liegt an der Oberflächenkohärenz und der damit in Spannung stehenden Alogik des Szenischen in seinen Bilder. Sie lassen sich wie Fotografien lesen. Die inhaltlichen Brüche scheinen niemanden etwas auszumachen. Anstelle der Unschärfe der Oberfläche in vielen modernen Bildern, tritt in Bildern der Surrealisten eine Unschärfe der Bedeutung, ein semantischer Bruch.

Zu dieser Betrachtung gibt es mehrere Übungen, in der Gestaltung mit oberflächendiffusen Strukturen umzugehen.

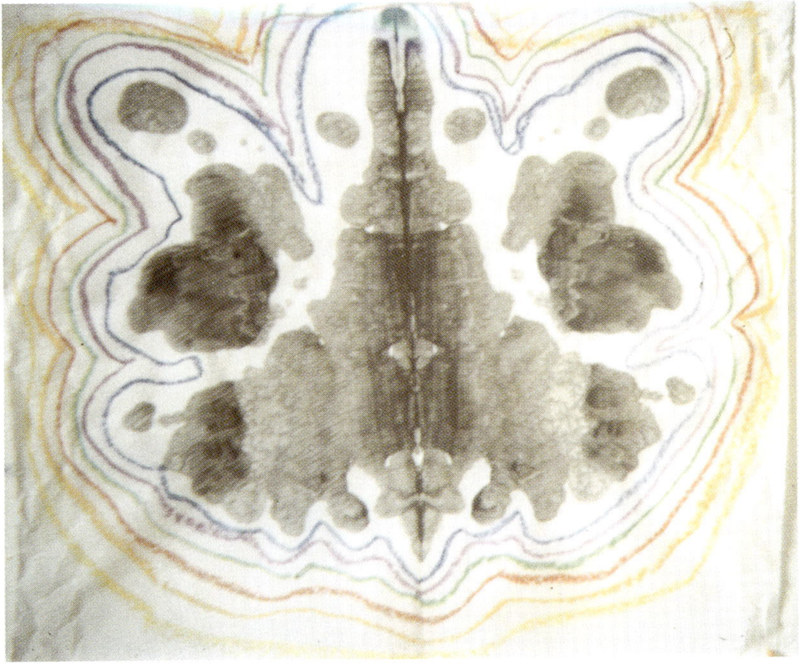

Abb. 28 "Symmetrisches Klecksbild"

enthält vergleichbare Strukturen wie die Bilder beim Rohrschachttest. Ein noch mit Farbe feuchtes Blatt wird in der Mitte gefaltet, so daß sich die Farbe wie in Max Ernsts "Dekalkomanien" auf der Gegenseite abdrückt. Das gefaltete Blatt erzeugt jene Symmetrie, die mit einer "Wirbelsäule" in der Mitte Figurationen bildet, die an Organisches, an Lebewesen erinnern. Unter Umständen bilden beide Seiten auch eine Bewegung von zwei Figuren in einer symmetrischen Bewegung. Diese Strukturen können weiter umgearbeitet, verdeutlicht und/oder verändert werden. Die Einfälle, Wünsche und Erinnerungen, zu denen auch Träume gehören können, lassen sich dann besprechen.

Ein weiteres Beispiel ist

DAS UNSCHARF GESTELLTE DIA

Es wird eine Folge von äußerst unscharf gestellten Dias projiziert. Hierzu eignen sich allerdings nur alte Diaprojektoren, die sich nicht automatisch scharf stellen! Es wird den Teilnehmern ausreichend Zeit gelassen, um etwas in die Formen hineinzulesen und dies aufzuzeichen. Die Ergebnisse werden anschließend ausgetauscht und gemeinsam besprochen.

Blue Lady

(INTERMISSION RIFF III)

Herr Schildkröte, Achilles und Herr Krebs haben den ganzen Weg zum Teehaus über mathematische Formeln und Musik, über Wahrheit und Schönheit geplaudert. Herr Krebs hat die Schönheit von mathematischen Gleichungen, die ihm Achilles gegeben hat, auf der Flöte gespielt, um ihre Schönheit und damit ihre Wahrheit zu überprüfen.

Sie betreten das Teehaus - es ähnelt einem Labyrinth, das auf dem Kopf stehend, vom Himmel hängt - und setzen sich an einen hübschen hölzernen Tisch. Sie bestellen Kuchen und Tee. Bald darauf wird ein Wagen mit lecker aussehenden Stückchen herein gerollt, und jeder nimmt sein Lieblingsgebäck.)

Achilles: Herr Krebs, ich wüßte doch gar zu gern, was Sie von einem anderen Stück halten, das ich soeben in meinem Kopf komponiert habe.

Krebs: Können Sie es mir zeigen? Hier, schreiben Sie es auf die Serviette.

(Achilles schreibt:

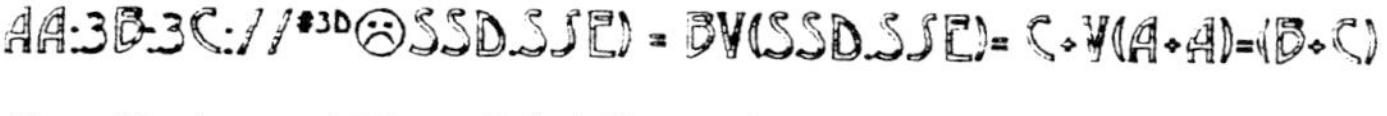

Der Krebs und Herr Schildkröte betrachten es interessiert)

Krebs: Das sieht aus wie etwas, das Ende des neunzehnten Jahrhunderts komponiert wurde.

Schildkröte: Ist das in Ihren Augen ebenfalls ein schönes Stück, Herr Krebs?

Krebs: Nun, äh...(*rückt seinen Stuhl zurecht und schaut etwas unbehaglich drein.)*

Achilles: Was ist denn los? Ist es schwieriger als bei anderen Stücken zu entscheiden, ob es schön ist?

Krebs: Nein...das ist es nicht, überhaupt nicht. Es geht mehr darum....das heißt.... nun, daß ich ein Stück HÖREN muß, bevor ich sagen kann, wie sehr ich es mag.

*Achilles:*Also los. Spielen Sie es! Ich wüßte allzugerne, ob Sie es schön finden oder nicht.

Krebs: Natürlich. Ich würde es sehr gerne für Sie spielen, nur...

Achilles: Können sie es denn nicht? Was ist denn los? Was hindert Sie denn daran?

Schildkröte: Sehen Sie denn nicht, Achilles, daß es äußerst unbehaglich und für die Besucher und Angestellten dieses feinen Hauses störend und belästigend wäre, wenn Herr Krebs Ihre Bitte erfüllte?

Krebs (plötzlich erleichtert): Ganz richtig. Wir haben nicht das Recht, andere mit unserer Musik zu behelligen.

Achilles: (niedergeschlagen): Ach je, und ich hätte doch so gern gewußt, was er von diesem Stück hält.

Krebs: Uff, das war aber knapp.

Achilles: Wie sagten Sie?

Krebs: Oh,- nichts, nichts. Es ist nur der Kellner da drüben, ein anderer Kellner prallte mit ihm zusammen, und nur mit Mühe konnte er verhindern, daß er eine ganze Kanne Tee in den Schoß der Dame in Blau vergoß. Um ein Haar! Was sagen Sie dazu, Herr Schildkröte?

(Die Dame in Blau hat sich erhoben und kommt an den Tisch der drei.)

Blue Lady: Lassen Sie sich durch mich nicht aufhalten, spielen Sie ruhig.

Krebs: Woher wußten Sie...?

Blue Lady: Ich habe schon die ganze Zeit Ihrem Gespräch gelauscht, Verzeihung! Ich bin so einsam. I have a request. Kennen Sie "Red Roses for a blue lady?"

Krebs: Tut mir leid, ich spiele keine Tangos.

Blue Lady (schwärmerisch): Ach ja, Tangos! Sie haben sich die ganze Zeit über die Wahrheit und die Schönheit unterhalten. Warum haben Sie nicht über die Gesundheit gesprochen?

Herr Schildkröte (interessiert): Sollen wir über die Gesundheit sprechen? Ich bin schon 250 Jahre alt.

Blue Lady (bedeckt ihren Schoß mit einem Fächer, um einen Fleck, den ein Kellner zu einem anderen Zeitpunkt verursacht hat, zu verdecken): Wie schön! Wie gesund! Wie haben Sie das fertig gebracht?

Herr Schildkröte: Ich achte darauf, daß meinem Panzer nichts passiert. Außerdem beschäftige ich mich mit der Malerei. Da wird man alt. Denken Sie an Tizian!

Blue Lady: Ach, Sie Schelm! Haben Sie eine Partnerin? Man wird doch nur so alt beim regelmäßigen..., Sie wissen schon...

Herr Krebs: Nein, es ist ausschließlich die Musik, die verjüngend wirkt.

Achilles: Nein, regelmäßiges Jogging. Letzthin war ein Artikel...

Blue Lady: Schluß mit der Debatte. Ich werde Sie alle aufklären, schließlich bin ich vom Fach.

Krebs: Was heißt das? Sind Sie Schamanin?

Blue Lady: Nein, Arzthelferin. Da kriegt man so einiges mit. Ich helfe dem Chefarzt. Allein würde der nichts erreichen. Er ist so wie diese Kellner. Dauernd verschüttet er irgendwas. Schauen Sie mein Kleid an: Es ist so fleckig wie ein bunter Hund. Und meine Kopfbedeckung erst. Er schüttet immer von oben. Zu Beginn war mein Hut strahlend violett. Jetzt ist er ein undefinierbares Grau-Braun.

Krebs: Aber schön.

Herr Schildkröte: Warum schön? Es sind doch schmutzige Mischfarben.

Krebs: Er ist schön, weil ich ihn HÖREN kann.

Achilles: HÖREN? Höre ich recht? Erst spielen Sie die mathematischen Gleichungen und jetzt hören Sie die Farben? Ich komme da nicht mehr mit.

Krebs: Es ist vielleicht nicht ganz konventionell, aber ansonsten, wenn nicht logisch, so doch plausibel und für den wahren Musiker und den wahren Maler ganz natürlich.

Blue Lady (wedelt mit dem Fächer aufgeregt ihrer rechten Kopfhälfte zu - sie ist Rechtshänderin): Sie hören recht, Herr Achilles. Ich kann zum Beispiele die Töne schmecken, die Herr Krebs spielt. Wenn eine mathematische Gleichung gut schmeckt, dann verwende ich sie in den Saucen, die ich meiner Großmutter bringe.

Herr Schildkröte: Die Arme. Hoffentlich verwenden Sie keine, die von John Cage stammt. Ihre Großmutter würde bald an Hunger sterben.

Krebs: Sagen Sie mal, hatten Sie früher als Kind mal eine rote Mütze?

Blue Lady: Ich habe schon immer Rot gehaßt. Ich bin eine Stiergeborene.

Achilles: Das war Sigmund Freud auch.

Herr Schildkröte: Ner.

Krebs: Was heißt "ner"?

Achilles: Stiergeborener. Freud war ein Stiergeborener.

Krebs: Ach so.

Blue Lady: Also dann. Es war nett, Sie kennenzulernen. Ich muß wieder zu meinem Kellner zurück. Hoffentlich stolpert er heute noch einmal.

(*Blue Lady entfernt sich)*

Krebs: Na, das war ja interessant.

Herr Schildkröte: Ganz richtig, Herr Krebs. Ich muß mir das merken.

Krebs: Es war so ein gemütlicher Nachmittag, Achilles, und ich hoffe sehr, daß wir später einmal noch mehr musikalische Kompositionen austauschen können.

Herr Schildkröte: Ja, und vielleicht auch Bilder.

Achilles: Aber nicht nur vom Escher!

Herr Schildkröte: Darauf freue ich mich sehr. Auf Wiedersehen!

Krebs (wendet sich zum Gehen und singt leise)): Bye, bye, blackbird...

Eilig geht der Krebs auf der anderen Seite den Hügel hinab.)

Achilles: Da geht er, der brilliante Bursche. Hätte Psychiater werden sollen.

(Dieser Text ist eine Variation über den ursprünglichen Text von Douglas R. Hostadter in b"Gödel, Escher, Bach" S.594 ff)

IV. ENTWURF EINER ÜBERSICHT

In den letzten Abschnitten des Buches wird der Versuch möglicher Übersichten angeschnitten, die im darauf erscheinenden Buch von Gertraud Butzke-Bogner weiter ausgeführt werden. Der Titel dieses Folgebandes lautet "Unter Vorbehalt", Bezug nehmend auf das schwierige Unterfangen und der Gefahr, Methodenvorschläge in Rezeptform zu mißbrauchen. Zu denken sind die Vorschläge immer vor dem Hintergrund der dazu gehörenden analytisch orientierten Arbeit und mit der Erfahrung, daß sich Übungen krass unterscheiden können, je nachdem , zu welchem Zeitpunkt und in welcher Gruppenphase sie angeboten werden. Wenn dem nicht so wäre, könnte eine therapeutische Ausbildung auch per Fernstudium angeboten werden.

Die pluralistische Therapieszene

METHODENVIELFALT IM INNEN UND AUSSEN

Es fängt damit an und bietet nur den Auftakt an Verwirrungen, daß das, was historisch die erste nicht-medikamentöse Psychotherapie war, ursprünglich keinen Anspruch auf Psychotherapie stellte, sie hieß nur "Die Redekur". Es blieb offen, ob das Sprechen kuriert werden sollte, oder über die Sprache die Psyche. Es wurde implizit unterstellt, daß die Analyse der Sprache, der Analyse der Seele, oder, wie später Lacan meint, dem Unbewußten gleich kommt. Was hier als Medium für wen dient, ist nicht klar. Diese Unklarheit setzt sich in fast allen folgenden Psychotherapieschulen fort, in denen Stile, Haltungen, Medien, Ziel- und Krankheitsgruppen je nach Opportunität (dessen, was im Trend der Zeit liegt) in jeweils neuen Begriffsbildungen neuer Therapieformen ausgedrückt wird.

Salopp ausgedrückt:

Alter Wein in neuen Schläuchen. Das betrifft vor allem die Psychoanalyse, die jeweils mit neuen Adjektiven wie ich-psychologisch, selbst-psychologisch oder den Namen berühmter Pioniere sich entweder wissenschaftlich-inhaltlich oder charismatisch neu ausstaffiert. Die Jüngeren machen es ihr nach. Die Familientherapie bezieht sich auf die Beziehungsstruktur der sozialen Kernzelle, die Drogentherapie auf ein Symptom, die Kinder- und Jugendlichenpsychotherapie auf eine auf Entwicklung basierende Ziel- und Altersgruppe, die Kunsttherapie auf das Medium, mit dem sie arbeitet, ähnlich wie die Gesprächstherapie, die sich der Last des Unbewußten entledigt hat. Ein Begriff wie initiatische Leibtherapie schlußendlich ist nur noch für Eingeweihte verständlich. Dabei ist das, was sich im Kern der meisten Therapien abspielt, kaum unterschieden. In allen gut laufenden Therapien gibt es eine gute therapeutische Beziehung (eine positive Übertragung) und findet eine Regression im Dienste des Ich statt (auch wenn dies nicht explizit in deren Theorie formuliert ist). Wir sehen, für eine angemessene wissenschaftlich akzeptable Erklärung ist die Psychoanalyse unentbehrlich. Ansonsten überlagern sich sämtliche Medien, Zielgruppen usw. Ein Kunsttherapeut kann sehr erfolgreich mit einem familientherapeutischen Ansatz (siehe hierzu "Die Mutter soll nicht so groß sein") mit einem drogenabhängigen Jugendlichen im Medium des Malens und der Sprache arbeiten. Meistens muß er sogar multimedial arbeiten: mit der Sprache sowieso, das übrige ergeben die äußeren Bedingungen, die durch den Patienten gegeben sind: dann ist er zugleich Psychoanalytiker, Jugendlichentherapeut, Drogentherapeut und läßt, kreativ überbordend, das Thema "Die Familie als Tiere" malen. Der Patient spürt plötzlich Kopfweh. Alle Bemühungen um passende Assoziationen erbringen nichts. Und der Therapeut kramt in seinem Gedächtnis nach den Entspannungsübungen, die er selbst in einem Workshop geübt hatte, bemüht seine Qualifikation als Körpertherapeut.

Ich komme jetzt am Ende des Abschnitts exemplarisch zu weiteren Differenzierungen, die das therapeutische Handeln konstitutieren. Das Thema "Die Familie als Tiere" ist nicht aufgeführt. Tatsächlich kann man dieses Thema klar dem familientherapeutischen Ansatz zuordnen. Ein weiteres Thema dazu könnte das Thema "Blitzableiter" sein.

Traumbild, Traumhaus, Märchen und geleiteter Tagtraum u.a. eignen sich gleichermaßen, gleich in welchem Setting, für ein analytisches Arbeiten. (Abb. 29, S. 168)

Die "blinde Körperkontur" und das gekritzelte "Atembild" gehören zum Bereich der körperorientierten Arbeit. (Abb. 30, 31, 32, S. 168/169)

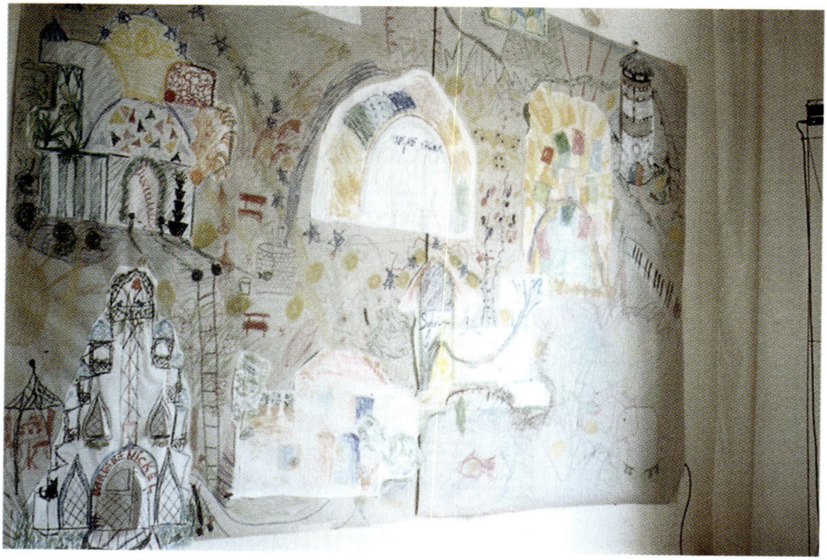

Abb. 29 "Traumhäuser"

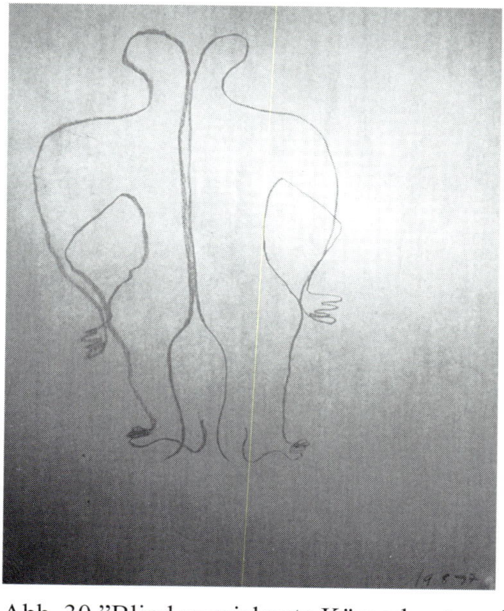

Abb..30 "Blind gezeichnete Körperkonturen"

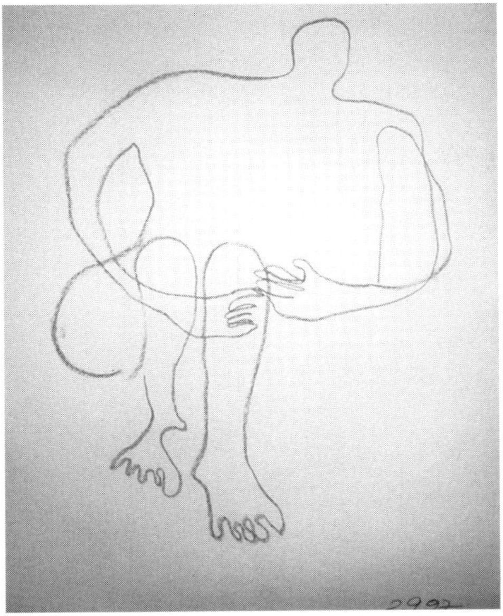

Abb..31 "Blind gezeichnete Körperkonturen"

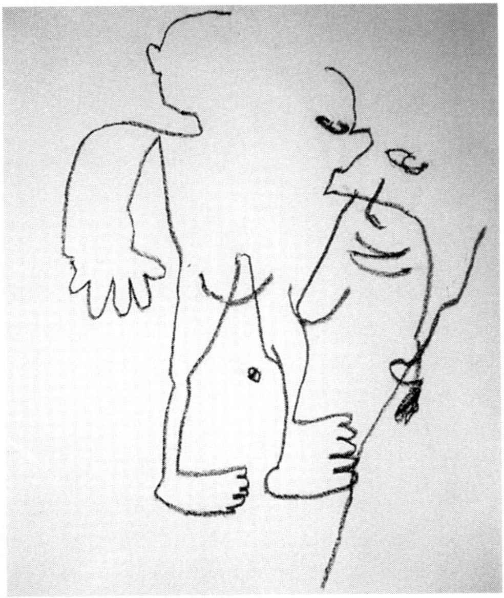

Abb..32 "Blind gezeichnete Körperkonturen"

Das "Gruppenfoto", die "Gruppenmetamorphosen" (Gruppe als Bäume, als Tiere), Gruppenbildgespräch, Leporello, dialogische Bildgeschichte, Soziogramm usw. eigenen sich als interaktionelle Arbeiten mit der Möglichkeit, diese analytisch zu bearbeiten und zwar sowohl als Einzelarbeit innerhalb der Gruppe als auch mit den Deutungen, welche die Gruppe als eine Person hypostasiert, jede Einzeläußerung als stellvertretend für die ganze Gruppe nimmt. (Siehe hierzu auch Abb. 28 und 29) Abb. 33, 34

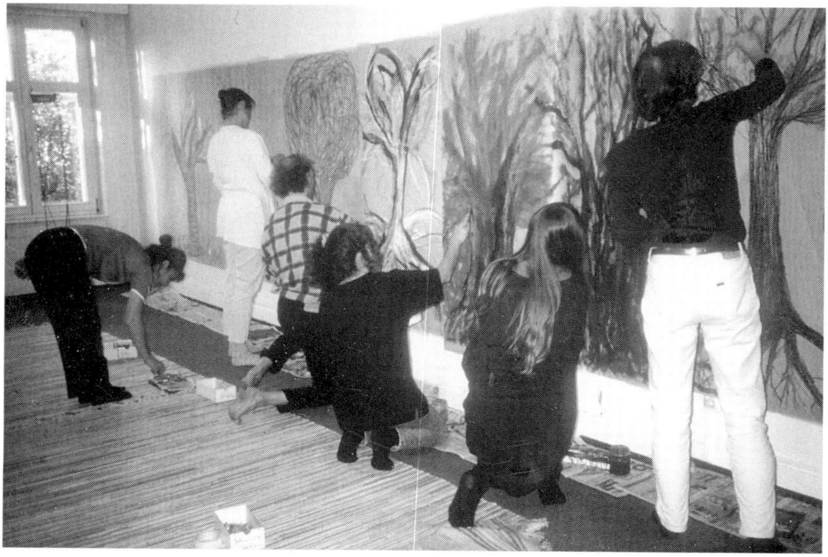

Abb. 33 "Gruppe als Bäume"

"12 Uhr mittags" ist ein Thema der "Encounter-Methode" (William Schutz), die sich auf die berühmte Filmszene gründet, bei der zwei Cowboys von entgegengesetzten Seiten einer Western Town aufeinander zu gehen. Hier malen oder zeichnen zwei an den Schmalseiten eines länglichen Formates sitzende Teilnehmer aufeinander zu.

Wir sahen bei den Beispielen in den Texten und Fragmenten, daß, gemessen an der Viel- und Tiefenschichtigkeit der Person des Patienten, eine Multidimensionalität der Ansätze der Methoden und Medien in der psychotherapeutischen Praxis logisch erscheint. Welche Methode gerade indiziert erscheint, ergibt sich aus den Erfahrungen, über welche der Thera-

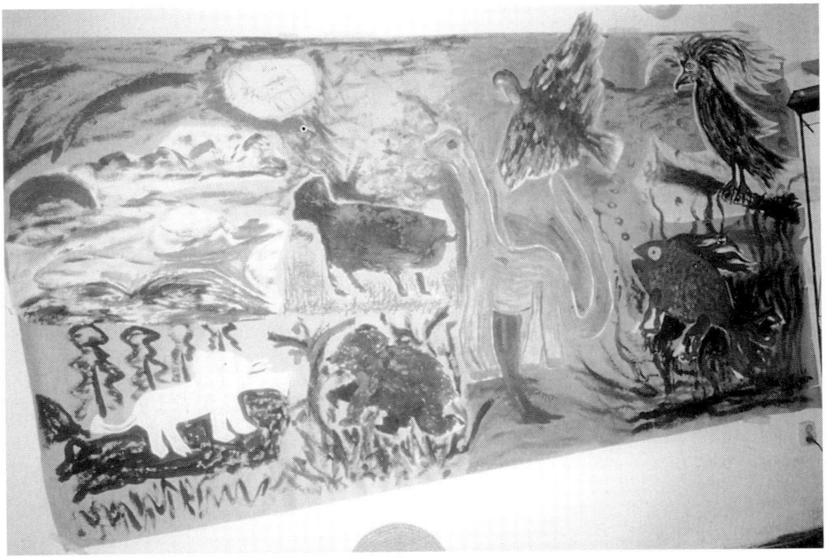

Abb. 34 "Gruppe als Tiere"

peut verfügt, aus den augenblicklichen Assoziationen und der therapeutischen Intuition. Die Intuition des Therapeuten wirkt natürlich dann am besten, wenn der Therapeut selbst "im Fluß" ist. Die Angst des Anfängers, keine passende Methode parat zu haben, gibt sich im Laufe der Zeit mit dem Anwachsen der eigenen Erfahrung und der daraus resultierenden Sicherheit. Und wenn diese nicht ausreicht, ist es keine Schande, den Patienten zu fragen, was er denn gerne machen würde. Theater spielen, sagte kürzlich jemand. Nun, daraufhin fertigten wir erst einmal Masken. Und dann ging es los mit den Geschichten, die jeder selbst mitgebracht hatte. Man unterschätze niemals die Kreativität der Menschen und die innere Stimmigkeit der spontanen Einfälle.

Und wenn dann, egal in welchem Medium und bei welchem Thema das "unbewußte Material" vorliegt, leiten uns die ethischen Normen des Therapeutischen, ganz bestimmte Wege einzuhalten.

Das Selbstverständnis beim Deuten, wird bei Habermas, wie folgt, gefaßt:

> *In Herrschaft wird sich dieser Prozeß, der auf Auflösung von Abhängigkeiten zielt" dann verkehren, "wenn er... Interpretationen aufdrängt - die Adressaten müssen die unzweideutige Chance haben, angebotene Interpretationen...anzuerkennen oder abzuweisen.*

Aufklärung, die nicht in Einsicht, d.h. in zwanglosakzeptierten Deutungen terminiert, ist keine" (1973, S.387)

Analog diesem Sinne können auch nur solche Institutionen als therapeutische angesehen werden, die in der äußeren Struktur von Kompetenzverteilung auf hierarchische Strukturen verzichtet haben.

Langsam dunkelt das Meer.
Die Rufe der Wildgänse sind mattweiß.

Schwärze

Nur noch vergleichbar dem Rot entfaltet Schwarz eine tiefe Dynamik. Es provoziert Angst und völlig primitive (W)Irrungen. Sagte doch das Mütterchen aus der Maxvorstadt, als sie auf dem Viktualienmarkt einem Schwarzen über den Weg lief: "So etwas Unhygienisches!"

Ich assoziiere dazu die sich esoterisch Wähnenden, welche in ihrer "Pädagogik" die Farbe Schwarz vermeiden, um vermittels der anderen, hygienisch bunten Farben "heilend" zu wirken. Rassismus und Herr Saubermann in der Kunstpädagogik.

Von dem bleiben selbst die Opfer nicht verschont, wenn sie ihre Kinder in blütenweißen, gestärkten Spitzenkragen in die Sonntagsschule schicken. Geheimes Einverständnis mit der blöden Annahme weißer Täter, Schwarz sei ein äußerer Dreck. Dem entrinnt auch Michael Jackson nicht. Wie Gift breitet sich Illusionäres aus und treibt schwarze Leute in die Fänge der Schönheitschirurgen.

Natürlich nehmen wir die Schönheit des Lichts nur in der unmittelbaren Nachbarschaft zum Schatten wahr. Das heißt, Schönheit entfaltet sich in einem Wahrnehmungsprozeß. Kommt der Prozeß zum Stillstand, so verblaßt auch die Schönheit. Schönheit ist die bewegte Spannung zwischen den Polen.

Die sektiererischen Pädagogen, die das Schwarz anschwärzen, befinden sich auf dem verkopften Holzweg der Positivdenker, die alle krank machen.

Welche Kraft ist es denn, die das Meer zur Aktivität des Dunkelns anregt? Welcher dunkle Sinn läßt uns mit den Ohren sehen und den Augen hören? Es ist der Ort, der im Transzendenten vermutet wird, und der durch ein einfaches mathematisches Modell veranschaulicht werden kann und der uns befähigt, Kreativität in einen meßbaren Begriff zu bringen. So ein Witz!

Es ist das Modell von den neun Punkten in der quadratischen Reihe, die statt der fünf geraden Linien in einem Zug mit nur vier verbunden werden sollen. Dabei muß das angenommene Bezugsystem zu einem Punkt außerhalb überschritten, transzendiert werden.

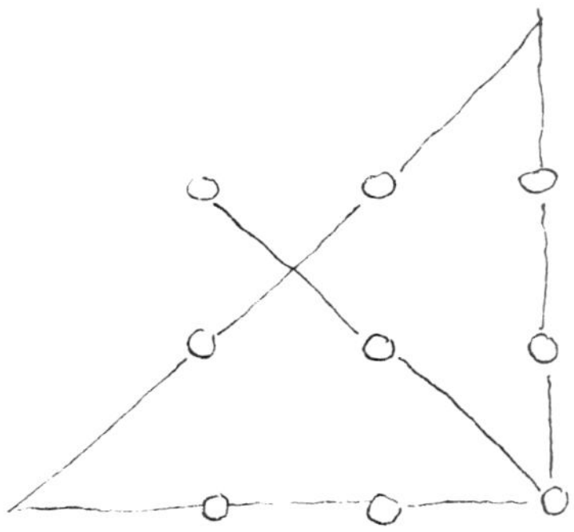

Von dort schießt ein Strahl quer durch das System, wieder zu einem zweiten Bezugspunkt außerhalb. So gelingt die Aufgabe: überzeugendes Modell des Wesens der Kreativität. Jeder kennt es. Und alle haben Angst, den Sprung ins Leere zu wagen, das Außerhalb auch nur zu denken. Watzlawik bezeichnet dies als die gewöhnliche Denkungsart des "Mehr-desselben", die zwanghafte Wiederholung, die Unfähigkeit sich vom Charakter des Linearen zu lösen.

Lao Tse formuliert das Prinzip in der Notwendigkeit des Negativen.

Durch das Nichts in der Achse erweist sich die Brauchbarkeit des Rades, in der Toleranz, im Spiel. Dies im technischen Sinne und natürlich auch im übertragenen, dem sozialen und kreativen Handeln der Menschen.

Was hat dies mit Schwarz zu tun? Schwarz ist das Symbol des Abgelehnten, des Nichts, der Leere, des Todes usw. Und deshalb sollten wir uns glücklich schätzen, sterblich zu sein, sonst gäbe es keine Bewegung, kein Leben, kein Nachrücken des sich unendlich Entfaltenden.

Ohne die Schwärze der gezeichneten Grenze gäbe es keine Struktur, keinen Schutz, keine Geborgenheit in der "dunkelnden Höhle", aus deren Schoß wir kamen und dessen lichtlose Hölle wir fürchten.

Schwarz ist das Symbol für das Chaos, von dem eine Kollegin sagte, sie hätte tief durchgeatmet, als es endlich im Bild einer Patientin erschien. Oder der Haß, über den Tilman Moser erleichtert war, als er sich plötzlich ausdrückte.

Der Ort außerhalb der Immanenz, den wir suchen, um von ihm aus die Lösung zu suchen, ist schwarz. Er ist auch weiß, vielleicht Rot. Vielleicht hat er die Farbigkeit eines Schwarzweißfilms oder die Räumlichkeit einer Fläche. Mit Sicherheit tönt dieser Ort in den Akkorden eines surrealistischen Bildes, das bereits den Geruch frischer Mathematik und klirrenden Parfüms wahrgenommen hat, bevor dies einer unordentlichen Choreographie und einem pazifistischen Aufmarsch eingefallen ist. Es ist der Ort, an dem wir in unseren Träumen getrost ausruhen können ohne befürchten zu müssen, daß wir irrsinnig geworden sind. Es ist einfach: der Ort, an dem wir uns neu organisieren.

Und vielleicht ist es ein Ort, an dem Aggression nicht mehr tabuisiert wird. (Abb. 35, 36, 37, 38)

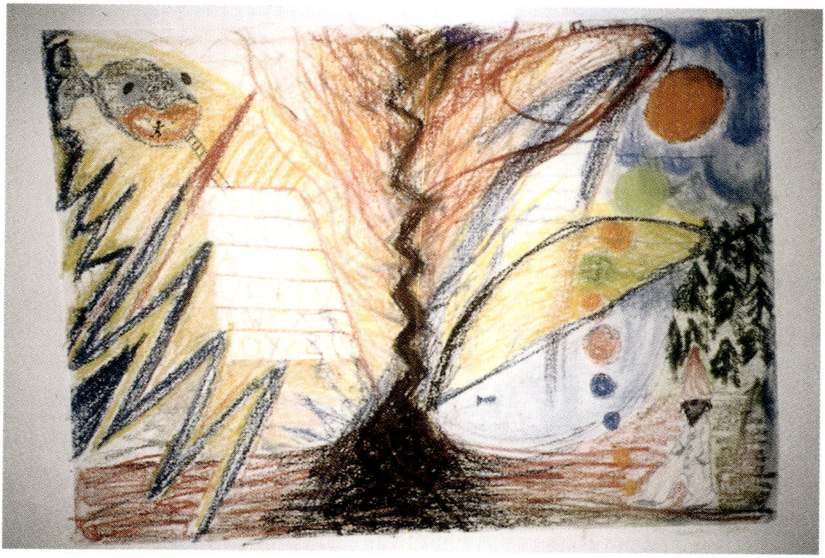

Abb. 35 "Spannung und Aggression"

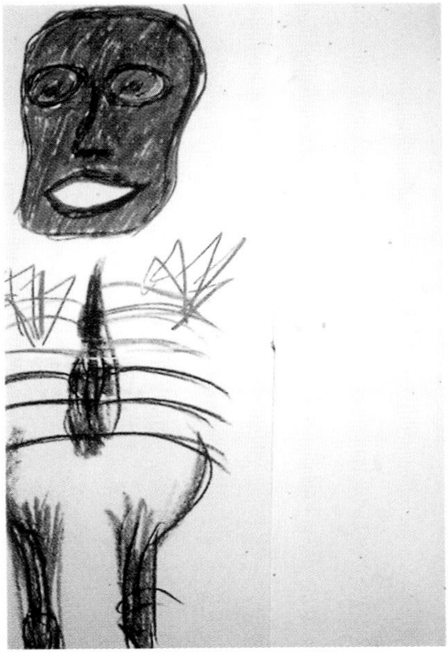

Abb. 36 "Angst und Autoaggression"

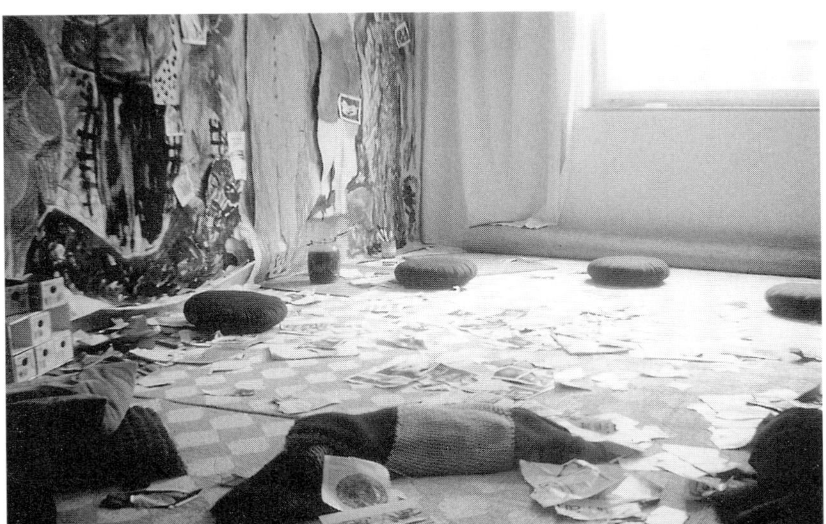

Abb. 37 "Körperliche Abreaktion"

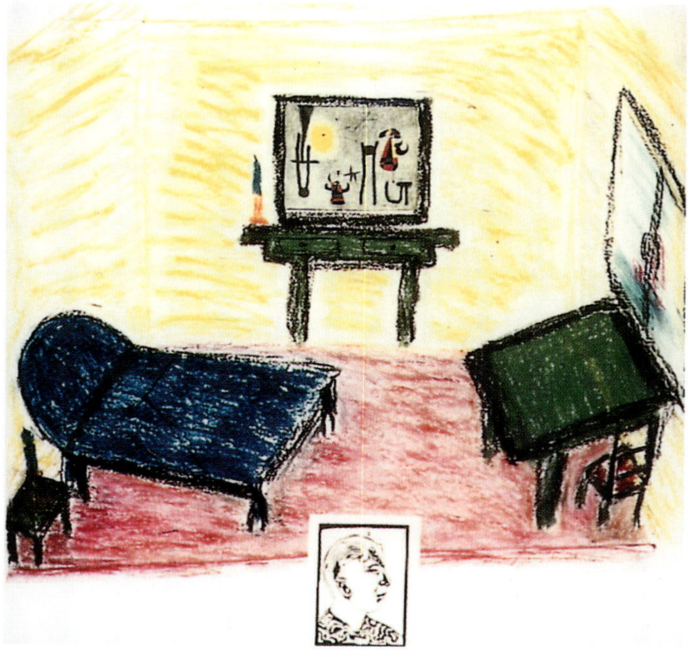

Abb. 38 "Das Fremdenzimmer"
oder : "Das abgelehnte Bild"

In der Übung "Das Fremdenzimmer" wird eine große Auswahl an Kunstpostkarten angeboten. Es geht darum, zwei Kunstwerke auszuwählen, ein Lieblingsbild und ein "schwieriges". Die Geschichte geht so: wir haben Urlaub und haben ein "Fremdenzimmer" gemietet, in dem bereits ein Bild hängt, mit dem wir uns nicht identifizieren können. Jeder hat ein eigenes mitgebracht, das er statt dessen aufhängt. Die Teilnehmerin hat einen Miro mitgebracht, dessen Farbigkeit gut zum Fremdenzimmer paßt. Die graphische Arbeit von Topor, bei der eine Ratte über die Schädelspitze läuft, hat sie aussortiert. Der Miro steht auf einem Tisch als wäre er ein Teil eines Altars. Natürlich geht es bei der Besprechung vor allem um die "Ratte".

Grundform der Angst

I. Das Mantschkerl

Wer das Werk von Riemann, "Die Grundformen der Angst" gelesen hat, wird sich vielleicht erinnern, daß es sehr leicht fällt, sich mit mehr als nur einer der vier verschiedenen Neurosen identifizieren zu können, so, als ob es immer schon so sei, daß der Durchschnittsmensch eine Mischung aus mehrerem darstelle. Mischung eben als Temperament. Und die Mischung wird durch bestimmte Ängste bewirkt. Es wird von dem dänischen Maler Asger Jorn überliefert, daß er ein Lehrbuch der Psychiatrie gelesen und festgestellt habe, daß er sämtliche beschriebene Symptome bei sich selbst finden könne. Zu dieser Feststellung paßt die Pointe des berühmten Witzes, die der Aufzählung des Chirurgen, der alles kann und nichts weiß, dem Internisten, der alles weiß und nichts kann mit dem Psychiater endet, der sowohl nichts wisse als auch nichts könne. Wir lachen darüber, daß dieser Kalauer möglicherweise stimmen könnte und wir alle in der Psychiatrie einem Feld des Pseudowissens ausgeliefert sind. Übrig bleibt die Angst, die wir durchs Lachen verdrängen.

Das Bild ist komponiert - wir geraten schnell in die Nähe der Musik - aus Farben und Formen, deren Gefüge sich zu Zeichen verdichtet. Ein berühmtes Zeichen, eine "Grundform" ist das, was man in Bayern das "Mantschkerl" nennt, das Strichmännchen, das durch Paul Klee zu Leinwandehren avancierte.

Es ist eine Grundform der Angst. Wie ich im Abschnitt über den "Dem Zwang,..." zu zeigen versuchte, äußert sich Angst vor allem in dem "Sich-nicht-Raum-nehmen-können".

Das Strichmännchen ist das Beispiel des Stereotyps der menschlichen Figur, in dem der Leib zu einem Strich reduziert ist. Es mag einerseits wie eine Tugend der Abstraktionsfähigkeit erscheinen, wenn ein derart komplexes Zeichen wie der menschliche Körper ökonomisch auf diese knappe Formel gebracht wird. Aber es handelt sich ja nicht um eine individuelle Leistung, sondern bei Erwachsenen um einen Infantilismus. Bei Paul Klee wird dieser Infantilismus durch eine poetische Strichführung überhöht, es erscheint der Zug von etwas Liebenswertem. Dennoch bleibt das schale Gefühl des Stereotyps, des unterdrückten Ausdrucks von Angst. (Abb. 39, S. 178)

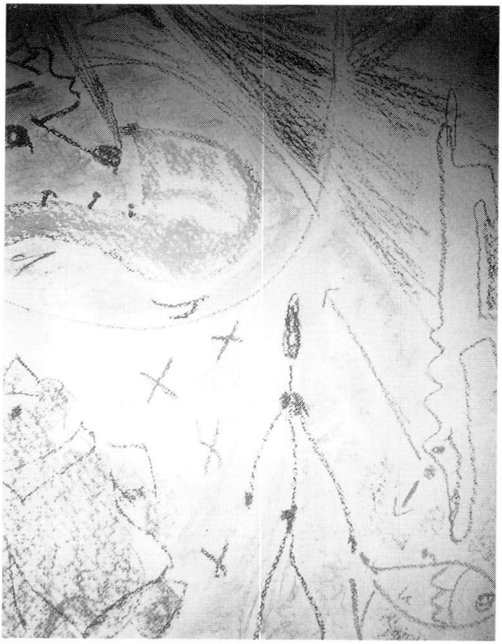

Abb. 39 "Strichmantschkerl"

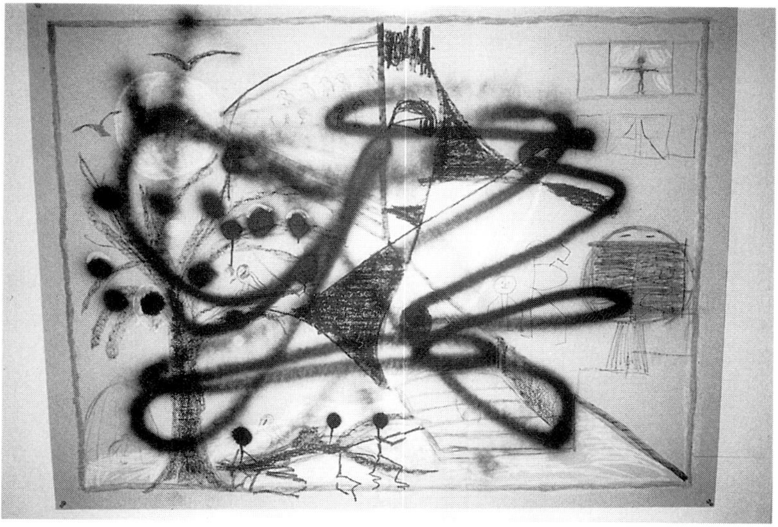

Abb. 40 "Graffiti"

In der Abbildung sehen wir ein Gruppenbildgespräch, in dem sich in der anfänglichen Phase, noch deutlich erkennbar, einige der Teilnehmer in einem stillschweigenden Konsens auf das Zeichnen des "Mantschkerls" geeinigt hatten. Es entstand ein "verdruckstes" Gebilde, krampfhafter Ausdruck der die Gruppe belastenden Unsicherheit. Die Ängste, die in einer Gruppe, vor allem an deren Anfängen, vorherrschen, sind mannigfaltig. Sie reichen von der, sich zeigen zu müssen bis zu der, von der Gruppe ausgeschlossen, verachtet und bestraft zu werden. Die Vermeidung dieser befürchteten Reaktionen vermeidet man, indem man sich nicht zeigt, indem man den Körper zu einem Strich reduziert (Michelangelo tut das Gegenteil, er bläst ihn ödemhaft auf). Aus der Breite wird die Enge (=Angst), der Strich. Aus der entfalteten Komplexität ausufernder Körperlichkeit ziehen sich die Bestimmungen des Besonderen des Individuellen zusammen zur verallgemeinernden Abstraktion der Linie, die zugleich Grenze und Objekt ist. Die Angst in Reinform. Das Mantschkerl.

Die Reaktion läßt nicht auf sich warten. Das Entsetzen des wortlosen Schreckens wird von Frau D., der Urheberin der Zeichnung mit der spastischen Hand erlebt. Anders ist die grenzüberschreitende Aktion mit der negierenden Geste, die sich über das ganze Bild in wenigen zügigen Bewegungen erstreckt, nicht zu verstehen.

Zusammenfassung

Anhand des Abbildes wird das Beispiel einer Bildinteraktion in der Gruppe gezeigt, in der die "befreiende" Geste, d.h. die Bewegung, das Motorische die Hauptrolle in der Auflehnung gegen die Zwänge, in der die Gruppe verharrt, spielt. Die tiefere Umstrukturierung der aktiv gewordenen Teilnehmerin war im Verlauf des Gruppenprozesses besonders auffällig und wurde von ihr bestätigt.

Grundform der Angst II: das Graffiti

Was soeben über die Stereotypie im Zusammenhang mit der Abwehr der Angst gesagt wurde, läßt sich vergleichbar auf die Phänomene der Comics-Gestaltungen und der Graffitis übertragen. Die Formen von Donald Duck und Mickey Mouse sind im Grunde nur aufgeblähte Strichmännchen, besser: Strichtierchen, desexualisierte dazu. Das Stereotype, das die Angst verrät, ist die drahtförmige Umrißlinie, ein überbordendes Maß an Abgrenzung. Das Symbol für das Organ Haut ist vor lauter Angst undurchlässig geworden. Den Erfolg dieser Figuren sehe ich in der Anbiederung an kollektive Ängste, mit denen sich der Betrachter identifizieren kann. Man kann diesen Effekt, und was sich hierin im unbewußten Verständnis von Bildsymbolik zeigt, nicht oft genug wiederholen. Man sollte es buchstabieren, man sollte es täglich beten.

Die Energie, die in diesem Symbolbildungsprozeß umgesetzt wird, ist beispiellos. Wir lesen es ab bei der täglichen S-Bahn-Fahrt durch die Großstädte: den Graffitis an Häuserfronten und Waggons.

Die Mehrzahl der Graffitis bezieht ihre Kraft aus einer nämlichen Quelle. Es überwiegt die Angst. Die rasante Ausführung vermittelt den Tätern ein kurz währendes Gefühl von Geschwindigkeit und Befreiung. Das Gleiche gilt für die Formate der Ausführung. Graffitis haben einen mittleren Durchmesser, der dem Radius der Arme entspricht. Der Ausführende bewegt sich bei der Aktion gewöhnlich nicht vom Fleck und führt einen Rundumschlag aus. Er ist nicht nur geerdet, um diesen Akt vollziehen zu können, er ist auch fixiert. Es begründet die Angst, die in der Bewegung zu sich selbst zurückführt und als Zeichenelemente nur Abgrenzungen kennt. Diese dienen der Angstabwehr vor der uroborischen*) Verschmelzung (siehe auch im Abschnitt "Die Rückverwandlung des Symptoms in ein Symbol"). Es besteht die Phantasie, durch die Auflehnung sich strukturieren, sich befreien zu können, auch die Sehnsucht nach Progression. Dabei verrät die Motivwahl, das Skripturale von Insidersprachen, die Angst und Aussichtslosigkeit des rituellen Aktes, der tausendfach wiederholt werden muß. Der Duktus des Schreibens ist flüchtig und gefühllos. Die Sprachlosigkeit setzt sich in einer Ausdruckslosigkeit des Nonverbalen fort. Sie wirken wie Hilfeschreie in einem Film, in dem der Ton abgeschaltet ist. Da helfen auch alle schrillen Farben nicht mehr. Die dümmliche Reaktion der Öffentlichkeit, dieses Verhalten zu kriminalisieren steht am anderen Ende des Spektrums.

Zusammenfassung

Das Beispiel von Comics und Graffitis zeigt Formen der Stereotypien, wie sie uns in den Medien überfluten. Dazu können wir auch die Bilder rechnen, die "laufen gelernt" haben, die Animationen. Inwieweit Stilbildung, d.h. Formbildung bei der Abwehr von Angst eine regressive oder progressive Rolle spielt, wäre anhand der Gegenüberstellung primitiver Stilbildung, wie beim Stereotyp oder entwickelter Stilbildung, wie bei den großen Sti-

len, zu diskutieren. In der frühen Jugend haben primitive Stile eine regressive Funktion, die bei Entwicklungsphasen vorübergehend sinnvoll sind. Im Erwachsenenalter sind sie Zeichen mangelhafter Entwicklung und teilweiser Infantilität. Erwachsene schämen sich einerseits, weil sie keine Figur zeichnen können und andererseits, wenn das Gefühl dafür entwickelt ist, schämen sie sich der Infantilität des Stereotypen. Das Ergebnis ist, daß überhaupt nicht mehr gezeichnet wird.

Für die Kunsttherapie heißt dies, daß das pädagogische Einfühlungsvermögen bei den therapeutischen Übungsangeboten eine oft unterschätzte Rolle in seiner Ich-stärkenden Funktion spielt. D.h., daß die Vermittlung des zur Entwicklung passenden richtigen Mediums über die Wirksamkeit einer Intervention den entscheidenden Ausschlag geben kann. Im Falle des Gruppenbildgesprächs war es das Angebot des Gruppenleiters, eine Spraydose mit Schwarz zu verwenden.

Grundform der Angst III: Alles oder nichts

In einer Bildinteraktion, von der mir berichtet wurde, hat eine Teilnehmerin das von der Gruppe gemalte Bild völlig mit Schwarz übermalt.

"Zusammenfassung"

Es zeigt sich in dieser Aktion die große Chance der Kunsttherapie, das "zu Wort" kommen zu lassen, was sonst in den geheimsten, eigenen Phantasien noch unterdrückt werden muß. Dieses ganz natürliche Gefühl von Haß, auf wen auch immer, vergiftet unsere Person. Die alte, aus der Kindheit stammende Angst, den natürlichen Haß nicht ausdrücken zu dürfen es sei denn um den Preis eines als vernichtend erlebten Verlustes der elterlichen Liebe. Dieser Haß, diese Angst hemmt uns bis ans Lebensende. Magisch die befreiende Aktion im Bild: ich werde probeweise zum "Täter", darf selbst den Haß angstfrei ausdrücken, es ist ja nur symbolisch.

Der Pinselgriff trennt die Tat vom Körper-Ich. Schaut her, hier finden wir uns doch alle wieder! Der Akteur wird stellvertretend zum Sündenbock, in dem er die Sünde begeht, die alle begehen wollen, weil es ihnen schon lange stinkt. Er oder sie werden zum Antihelden. Ad Reinhard, der,(wie kann es anders sein als daß ein Steinbock im Zeichen des Saturns auf die Idee kommt, monochrom schwarze Bilder zu "malen" ? Er malt nicht, er gestaltet mit äußerster Präzision.) eine Programmatik vertritt, in der jeder

Gefühlsausdruck verpönt ist, ist in jenem Abgrund angelangt, der u.a. durch Schwarz symbolisiert ist. Uns ist sie öfters im Zusammenhang mit dem Hund und dem Tierischen begegnet. Es ist ein gewaltiges Spektrum an Wahrnehmungsmöglichkeiten und Symbolkonstruktionen, die sich uns hier eröffnet und es konfrontiert uns auch mit dem Problem der sinnlichen Differenzierung, dem "Wie". Die Antiheldin schmiert die mit Kleister angemachte Farbe über die Figuren der anderen. Dieser Akt der Zerstörung, die Freisetzung des Phoenix hat eine spürbare Struktur des Prozesses und eine bleibende Spur des Produktes. Diese, auch analen Spuren werden von Ad Reinhard in einer paradoxen Gestaltung aufgehoben, indem daß das Anale der Farbe Schwarz geordnet wird in der Nuance einer streng technisch-sterilen Nuance von Schwarzgrau und sattem Schwarz. Um die Wortwörtlichkeit des Analen auf die Spitze zu treiben: es ist, als ob die noch von der Körperöffnung des Menschen geformte Kotstange in eine kubische Form gegossen würde, um ihre Abkunft aus den niederen Regionen zu verschleiern. Es ist ein Kunststück, das Ad Reinhard zu Recht die Aufnahme in die oberen Ränge verschafft hat. In den Niederungen kunsttherapeutischer Praxis bleiben wir dabei, uns "die Hände nicht zu waschen". Die erstaunlichen Sublimierungsleistungen gerade der modernen Kunst werden uns sicher noch lange beschäftigen.

Grundform der Angst IV: das Schwimmfest

In einer Gruppenmalaktion mit Kleisterfarbe verselbständigte sich der Gestaltungsprozeß zu einem Handgemenge, bei dem nicht die Körpersphäre des anderen, sondern die des Bildträgers verletzt wurde.

Ich rekonstruiere den Vorgang so, daß durch das Medium Angst, dann Wut und Haß freigesetzt wurden. Vorgegeben war ein kreisrundes Blatt Packpapier, das in der Mitte zwischen den Gruppenteilnehmern am Boden lag, dazu flüssige Kleisterfarben. Wenn es Kreiden gewesen wären, hätte der Prozeß einen anderen Verlauf genommen, möglicherweise so wie im zuerst beschriebenen, dem "Mantschkerl".

Dadurch, daß jeder gleichzeitig Zugang zum flüssigen Medium hatte (beim "Mantschkerl" hatte nur die Antiheldin diese "Waffe"), kam es innerhalb kurzer Zeit zu einem stillen Einverständnis. Grenzen wurden nicht beachtet und überschritten, schöne Bildformen wurden überschmiert, es endete in einem Schwimmfest, in dem auch der Bildträger verletzt wurde.

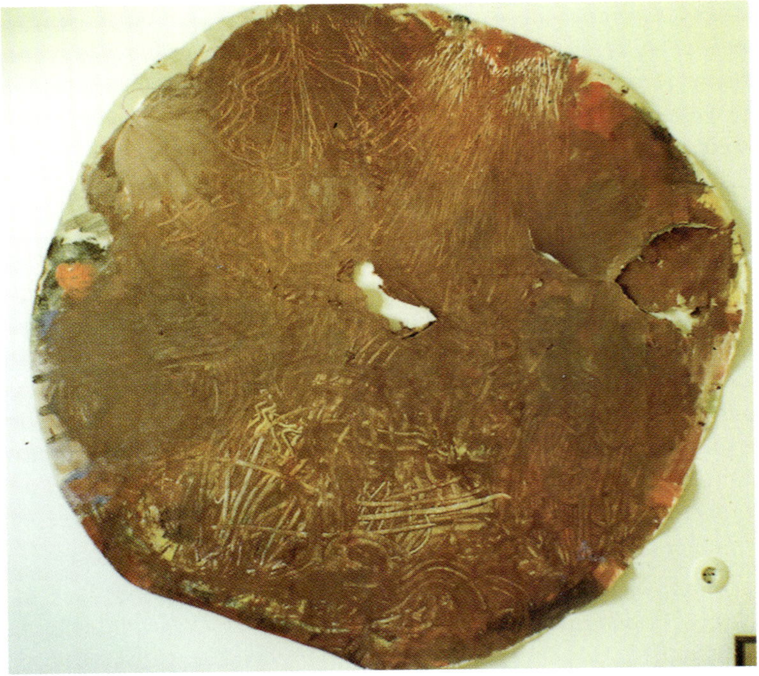

Abb. 41 "Schwimmfest"

Anstelle einer Zusammenfassung eine Konstruktion

Der Bildträger ist eigentlich weiblich. Das "Mater-ial" verweist auf die Mutter. Die ursprüngliche Beziehung zur Mutter ist die der Symbiose, der Verschmelzung. Aus ihr, dem flüssigen Element, wächst jeder heraus. Es ist eine elementare Ambivalenz, daß die beiden klassischen Elemente, die mit dem Weiblichen verbunden werden, die Erde und das Wasser, in einem Falle fest, im anderen flüssig ist. Es spiegelt sich wieder in einem primären Grundgefühl, der Angst, wenn der Boden schwankt. Menschen, die ein Erdbeben erlebt haben, berichten von dieser primordialen Angst. Die Festigkeit, mit der wir durch die Nabelschnur verankert waren, verändert sich und nach der Geburt wird die Schwerkraft anders erlebt. Als etwas, das uns andauernd beeinflußt, wird sie, wie auch das mütterliche Prinzip ins Un- oder Vorbewußte verschoben. Erst spätere Anstrengungen bestimmter Körpertechniken heben diese primären Kräfte teilweise wieder ins Bewußtsein.

Die Basissituation, die ich für alle Therapien als am günstigsten halte, nämlich das Sitzen am Boden, erfährt im vorliegenden Beispiel eine symbolische Verstärkung, indem das Blatt, das am Boden liegt, symbolisch alles vereint, was an Anmutungen, Assoziationen mit dieser Anordnung verknüpft wird. Der Bildträger ist symbolisch für den Ort, an dem wir uns befinden bis hin zur Immobilie, dem Grundstück, das es zu verteidigen gilt, den Besitz. Insofern ist es ein anales Objekt, das anale Verhaltensweisen stimuliert. Es ist aber auch der Schoß der Mutter, den es zu verlassen gilt, der verlassen werden muß, die Symbiose, die aufgelöst werden muß, wenn eine Progression stattfinden soll. Diese "Vertreibung aus dem Paradies" erzeugt verständliche Angst, Haß und Wut. Sie richtet sich gegen das festhaltende Prinzip, gegen die bleierne materia. Und der Haß bahnt sich einen Weg in der Regression. Wenn darüber gesprochen wird, lagert sich die Sprache als Progressivum über diese Aktion und verdünnt die Erfahrung aus. Aus der Gewißheit dieses Faktums wurde im Anschluß an die Aktion nicht mehr gesprochen. Dies ist eine Selbstregulierung, deren tieferer Sinn erst durch die viel später stattfindende Reflexion klar wird.

Jetzt, im Anschluß nach 20 Jahren macht es für den Verfasser Sinn, dieses Ereignis zu rekonstruieren und im Lichte unserer Theoriebildung zu reflektieren. Es ist ein Hinweis auf den methodischen Umgang mit kathartisch wirkenden, agierenden Übungen, auch z.B. mit der Ausdrucksmalerei. Vorzeitige Deutungen können absolut zerstörerisch wirken.

Man MUSS, dies sei jedem Kunsttherapeuten in den Wunderblock geschrieben, nach einer kathartischen Übung warten. Man MUSS Gefühlsäußerungen ***abwarten****. Dies erfordert ein Taktgefühl, ein Gespür für das "Timing". Erst später darf, aber dann MUSS wiederum die sprachliche Rekonstruktion und Differenzierung erfolgen. Ohne die bleibt auch die stärkste Katharsis bedeutungslos und geht dem Entwicklungsprozeß verloren.*

Der Leser wird sich nach dem Vorausgegangenen fragen, wieso an dieser Stelle so dringlich das MUSS auftaucht. Ich sehe dieses MUSS als ein Kernstück der typischen kunsttherapeutischen Kompetenz. Es handelt sich um einen Drahtseilakt zwischen Agieren und psychoanalytischer Konstruktion. Erst wenn dieser in der fürs Malen typischen Weise gelingt, haben wir ein objektivierbares Instrument zur Darstellung der kunsttherapeutischen Methode als wirksames Instrument der Psychotherapie. Das Erlernen dieses schwer darstellbaren Timings gehört zur Ausbildung des Kunsttherapeuten, der mehr sein will, als nur ein geschickter Kunst-

lehrer oder geschäftstüchtiger Promoter "kreativer" wirkender Tricks. Dieses Lernen setzt eine klare Fähigkeit, in der Tiefe abgrenzen zu können. So, daß gleichzeitig Einfühlung, Empathie möglich ist. Die Unfähigkeit, klar bei sich abgrenzen zu können, erhöht Angst, Angstabwehr und damit die vorzeitige Neigung durch sprachliche Deutungen zu strukturieren.

Um es nochmals zu verstärken:

der Therapeut muß zur richtigen Zeit Hilfen anbieten, so daß der Patient die Konstruktion selbst leisten und zur Autonomie finden kann. Die Autonomie ist die Vorbedingung jeglicher Heilung. Deshalb ist der "Brottherapeut" nicht am schnellen Stillen des Hungers, sondern an der richtigen Ernährung interessiert, die Autonomie heißt. Autonomie kann er bei anderen nur dann bewirken, wenn er selbst an diesem Prozeß bei sich in immerwährender Reflexion arbeitet, allein und mit Hilfe vertrauenswürdiger Anderer. Therapien anderer Schwerpunkte und fehlender sprachlicher Reflexion neigen in der berüchtigten "Hilflosigkeit des Helfers" aufzugehen, weil sie den Aspekt der Selbsthilfe unterschätzen, dadurch im besten Fall zur Stützung kommen.

Der Nachdruck, der auf diesen Aspekt gelegt wird, spiegelt die Notwendigkeit, den spezifisch therapeutischen Charakter einer Arbeit, die über lange Strecken pädagogische Züge trägt, heraus zu arbeiten. Wenn wir den Sinn von Heilung, die sich nicht nur in der Beseitigung von Symptomen und Schmerzen erschöpfen soll, sondern die Entwicklung des Menschen als Voraussetzung hat, sehen wollen, dann müssen wir jenen Anstrengungen, die absehbar in Vergeblichkeit münden auch kritisch gegenüber treten. Das beinhaltet selbstverständlich alle Formen von Scharlatanerie und Sektierertum bis hin zur Inkompetenz des mangelhaften Wissens und nicht vorhandener Erfahrung. Das Paradoxe ist, daß am Anfang des Erwerbs dieses Wissen ein Verlernen steht.

Grünkäppchen

Rotkäppchen hat sich verirrt und steht jetzt am Broadway Ecke 52nd Street. Eine Person mit einer grünen Schlägermütze tritt auf sie zu.

"Darf ich Dich über die Straße begleiten?"

"Gerne. Ich habe so Angst."

Er begleitet Rotkäppchen durch den Verkehr.

"Ja? Man muß bloß auf die Ampeln achten."

"Ich bin leider farbblind. Welche Farbe hat Ihre Mütze?"

"Grün."

"Na, dann können wir ja beruhigt gehen. Warum tragen Sie eine Sonnenbrille? Es ist heute bewölkt."

"Damit ich von dem Rot in Deinem Käppchen nicht so aufgewühlt werde. Es paßt nicht zu meinem Beruf."

"Was haben Sie denn für einen Beruf?"

"Ich zähle Neuronen. Farben lenken mich beim Zählen ab. Zuviel Qualität."

"Sie sind also Neuronenzähler?"

"Offiziell: Neurologe. Darauf läuft es hinaus."

"Interessant. Und was machen Sie hier auf der Straße? Fremde Mädchen ansprechen?"

"Ich bin auf dem Weg zu meiner Praxis. Willst Du mitkommen? Ich brauche den roten Faden in Deiner Mütze um hinter den Sinn meiner Zählerei zu kommen."

"Leider geht das nicht. Ich muß zu meiner Großmutter, bevor sie von ihrem Neurologen untersucht wird. Aber können wir uns nicht verabreden? Ich habe hier zwischen dem Kuchen und dem Rotwein mein Handy. Ich gebe Ihnen meine Nummer."

"Das ist nicht notwendig. Ich bin der Neurologe Deiner Omi. Wir werden sie jetzt beide gemeinsam überraschen."

Da nahm Rotkäppchen den Rotwein und goß ihn über die Mütze des Neurologen und die grüne Mütze wurde ganz braun.

Ein Passant meinte dazu: "So entsteht der Faschismus."

Einleitung

Tatsächlich konnte ich diese erst am Schluß schreiben: zeitlich am Schluß. Weil mir bestimmte Notwendigkeiten, die ich intuitiv während dem Schreiben bemerkte, erst jetzt annähernd verstehe. Seit langem ist mir bewußt, daß die mir in hohem Maße positivistisch erscheinende Form einer Gliederung im Sinne der Mengenlehre meiner Art, in Bildern qualitativ zu denken, widerspricht. In der Not, dissoziiert wirkende Fragmente zusammen zu fügen, so daß sie Sinn ergeben, befaßte ich mich mit dem Unsinn, mit den "Intermission Riffs".

Mut dazu machte mir die schöne Geschichte von Herrn Krebs und Nietzsches Bemerkung über das Chaos. Daß ich nach "Grünkäppchen" die Einleitung schreibe, macht aus dem Text eine Schleife. Mehr zu diesem Prinzip findet man bei der Lektüre von Doug Hofstadter, dessen mathematisches Genie ich sehr bewundere, ohne viel davon zu verstehen. Der "Intermission Riff" ist ein Ritual des "Durchschüttelns", der Denkzwänge auflösen soll. Er steht anstelle der Ähs, Ahs und des Räusperns, das den Denkzwang in der freien Rede lockert. Er ist eine musikalische Figur, der zugleich ein strenges Ritual und ein Therapeutikum ist. Dies ist meine Assoziation zur Musiktherapie.

Anmerkungen

1 In seinem Text "Zusammenprall zweier Prinzipien" führt Humberto Maturama die Idee aus, daß in der Antike die Nomadenvölker "Kollegen" der Wölfe waren, weil sie denselben Tieren folgten wie diese. "Interessanterweise erscheint der Wolf jedoch in vielen Mythen als ein..... "blutrünstiges" Tier, man denke nur an "Rotkäppchen".....darf aber zugleich.....als Schäferhund der "beste Freund" des Menschen sein." S. 11

2 In dieser Kleinigkeit spiegelt sich das gesamte gesellschaftliche Verhalten gegenüber der Welt. Nur das wird als real angesehen, was als Objekt in der äußeren Welt sicht- und meßbar ist, so daß es bis zur kontemporären Eindimensionalität im Glauben an den Positivismus, an falsche "Wissenschaft", die sich, technokratisch, in einer Zahlengläubigkeit erschöpft. Das Denken der Menschen wird nur noch per IQ gemessen. Die Entdeckung des EQ, des Emotionellen Quotienten kommt viel, viel später. S. 41

3 Die Frage, inwieweit die heilenden Kräfte der Malerei "flächendeckend" im Gesundheitswesen eingesetzt werden können, hängt unter anderem von der Akzeptanz der Ärzte ab und inwieweit diese bereit sind, überhaupt Aspekte des Psychischen in den Behandlungsplänen zuzulassen. Im Falle der Katharina gab es einen Glücksfall, einen Chefarzt, der den Zusammenhang der "seelischen Stärke mit dem Medium des Malens" erkannt hat. Dies kann nicht immer als selbstverständlich vorausgesetzt werden. S. 76

4 Während ich diesen Text einfüge - es ist heute der 30.10.1997 - fällt mir ein, daß gestern eine Einladung zur Herbsttagung der "Kommission für Psychoanalytische Pädagogik" in meinem Briefkasten lag. An erster Stelle stand das Wort "Aggressivitätskultut" mit einem dicken Fragezeichen, einem schwarzweiß Druck, in dem ein Wolf (?) auf ein friedliches Dorf hinab schaut. In der Ankündigung steht auch der Satz "Über der menschlichen Aggressivität liegt ein Tabu wie vielleicht im 19. Jahrhundert über der menschlichen Sexualität. S. 101

5 Beim Anblick entsublimierter, pornografischer Bilder - dies im Gegensatz zu dem Bild (Abb.21 "Ödipales Dreieck"), das nicht pornografisch ist -, die Oberflächen, das heißt tastbare Objekte visuell vorführen, entsteht ein anderer Widerstand, der nicht so sehr in die Tiefe geht, weil er gewohnheitsmäßig abgespalten wird. Die Phänomene in diesem Zusam-

menhang werden von Gorsen beispielhaft reflektiert. Ich streife dies hier nur am Rand, weil die Problematik in engem Zusammenhang mit dem Voyeurismus und dem bei Kunsttherapeuten besonders hohen Zwang zur Etablierung ethischer Normen steht. Ich denke, daß wir hier erst am Beginn eines langen Diskurses stehen. S. 109

Literatur

BADINTER, ELISABETH: Ich bin Du, München 1987

BALINT, MICHAEL: Angstlust und Regression, Reinbek 1972

BAURIEDL, THEA: Die Wiederkehr des Verdrängten, München 1986

BION, W.R.: Erfahrungen in Gruppen und andere Schriften, Stuttgart, 1971

CHASSEQUET-SMIRGEL, J.: Psychoanalyse der weiblichen Sexualität, Ffm 1974

COHN, RUTH: Von der Psychoanalyse zur themenzentrierten Interaktion, Stuttgart 1986

DREYFUSS-KATTAN, ESTHER: Praxis der klinischen Kunsttherapie, Bern, Stuttgart 1986

EHRENZWEIG, ANTON: Die drei Phasen der Kreativität , in: Psychoanalyse, Kunst und Kreativität heute, Köln 1984

FELDENKRAIS, MOSHE: Bewußtheit durch Bewegung, Ffm 1978

FREUD, SIGMUND: Psychologie des Unbewußten, Stud. Ausg. Ffm 1975

FREUD, SIGMUND: Die Traumdeutung, Stud. Ausg. Ffm 1975

GORSEN, PETER: Sexualästhetik, Reinbek 1987

GRODDECK, GEORG: Das Buch vom Es, Ffm 1990

HOSTADTER, DOUGLAS R.: Gödel, Escher, Bach, Stuttgart 1985

JUNG, CARL GUSTAV: Grundwerk, Bd 6, Olten 1986

KALFF, DORA M.: Sandspiel, Zürich 1979

KLEIST, HEINRICH VON: Über das Marionettentheater, Berlin 1826

LEUNER, BARBARA: Emotion und Abstraktion in der Kunst, Köln 1967

LÜTKERHAUS, LUDGER: Psychoanalyse ohne Zukunft? Ffm 1996

MASLOW, ABRAHAM A.: Psychologie des Seins, Ffm 1985

MATURANA, HUMBERTO: Zusammenprall zweier Prinzipien, in: Denkanstöße, München 1996

MOSER, TILLMAN: Das zerstrittene Selbst, Bonn 1989

PETERSEN, PETER: Der Therapeut als Künstler, Paderborn 1987

RECH, PETER: Die Wirksamkeit der Malerei vom psychoanalytischen Gesichtspunkt, in: Kunst & Therapie, Bd. 15/1990

SCHRODE, HELENA: Kunst- und Gestaltungstherapie, Stuttgart 1995

SCHUSTER, MARTIN: Kunsttherapie, Köln 1991

TOMALIN, ELISABETH und SCHAUWECKER, PETER: Interaktionelle Kunst- und Gestaltungstherapie in der Gruppe, Köln 1989

WULBER, KEN: Die drei Augen der Erkenntnis, München 1988